해커스공무원

최성희
보건행정

실전동형모의고사

 해커스공무원

: 들어가며

공무원 난이도에 딱 맞는 모의고사

해커스가 공무원 보건행정의 난이도·경향을
완벽 반영하여 만들었습니다.

얼마 남지 않은 시험까지 모의고사를 풀며 실전 감각을 유지하고 싶은 수험생 여러분을 위해, 공무원 보건행정 시험의 최신 출제 경향을 완벽 반영한 교재를 만들었습니다.

『해커스공무원 최성희 보건행정 실전동형모의고사』를 통해
13회분 모의고사로 보건행정 실력을 완성할 수 있습니다.

실전 감각은 하루아침에 완성할 수 있는 것이 아닙니다. 실제 시험과 동일한 형태의 모의고사를 여러 번 풀어봄으로써 정해진 시간 안에 문제가 요구하는 바를 정확하게 파악하는 연습을 해야 합니다. 『해커스공무원 최성희 보건행정 실전동형모의고사』는 공무원 보건행정 시험 출제 경향을 반영하여, 회차별 20문항으로 구성된 실전동형모의고사 13회를 수록하였습니다. 이를 통해 실제 시험과 가장 유사한 형태로 실전에 철저히 대비할 수 있습니다. 또한 상세한 해설을 통해 공무원 보건행정의 핵심 출제포인트를 확인할 수 있습니다.

『해커스공무원 최성희 보건행정 실전동형모의고사』는
공무원 보건행정 시험에 최적화된 교재입니다.

제한된 시간 안에 문제 풀이는 물론 답안지까지 작성하는 훈련을 할 수 있도록 OMR 답안지를 수록하였습니다. 시험 직전, 실전과 같은 훈련 및 최신 출제 경향의 파악을 통해 효율적인 시간 안배를 연습하고 효과적으로 학습을 마무리할 수 있습니다.

공무원 합격을 위한 여정,
해커스공무원이 여러분과 함께 합니다.

여러분의 합격을 응원하는
해커스공무원의 특별 혜택

FREE 공무원 보건행정 **특강**

해커스공무원(gosi.Hackers.com) 접속 후 로그인 ▶ 상단의 [무료강좌] 클릭하여 이용

📄 **OMR 답안지**(PDF)

해커스공무원(gosi.Hackers.com) 접속 후 로그인 ▶
상단의 [교재·서점 → 무료 학습 자료] 클릭 ▶ 본 교재의 [자료받기] 클릭

▲ 바로가기

🎟 해커스공무원 온라인 단과강의 **20% 할인쿠폰**

2BB3DA4374E6DD6Z

해커스공무원(gosi.Hackers.com) 접속 후 로그인 ▶ 상단의 [나의 강의실] 클릭 ▶
좌측의 [쿠폰등록] 클릭 ▶ 위 쿠폰번호 입력 후 이용

* 등록 후 7일간 사용 가능(ID당 1회에 한해 등록 가능)

📁 합격예측 **온라인 모의고사 응시권 + 해설강의 수강권**

EEE58E679F3DFM5B

해커스공무원(gosi.Hackers.com) 접속 후 로그인 ▶ 상단의 [나의 강의실] 클릭 ▶
좌측의 [쿠폰등록] 클릭 ▶ 위 쿠폰번호 입력 후 이용

* ID당 1회에 한해 등록 가능

쿠폰 이용 관련 문의 1588-4055

단기 합격을 위한
해커스공무원 커리큘럼

입문

탄탄한 기본기와 핵심 개념 완성!

누구나 이해하기 쉬운 개념 설명과 풍부한 예시로 부담없이 쌩기초 다지기

TIP 베이스가 있다면 **기본 단계**부터!

기본+심화

필수 개념 학습으로 이론 완성!

반드시 알아야 할 기본 개념과 문제풀이 전략을 학습하고
심화 개념 학습으로 고득점을 위한 응용력 다지기

기출+예상 문제풀이

문제풀이로 집중 학습하고 실력 업그레이드!

기출문제의 유형과 출제 의도를 이해하고 최신 출제 경향을 반영한
예상문제를 풀어보며 본인의 취약영역을 파악 및 보완하기

동형문제풀이

동형모의고사로 실전력 강화!

실제 시험과 같은 형태의 실전모의고사를 풀어보며 실전감각 극대화

최종 마무리

시험 직전 실전 시뮬레이션!

각 과목별 시험에 출제되는 내용들을 최종 점검하며 실전 완성

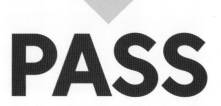

* 커리큘럼 및 세부 일정은 상이할 수 있으며,
자세한 사항은 해커스공무원 사이트에서 확인하세요.

실전 감각을 키우는 모의고사

실전동형모의고사

약점 보완 해설집 [책 속의 책]

OMR 답안지 추가 제공

해커스공무원(gosi.Hackers.com) ▶
사이트 상단의 '교재 · 서점' ▶ 무료 학습 자료

**모바일 자동 채점 +
성적 분석 서비스**

해커스공무원(gosi.Hackers.com) ▶
모바일 자동 채점 + 성적 분석 서비스 바로가기

이 책의 특별한 구성

문제집 구성

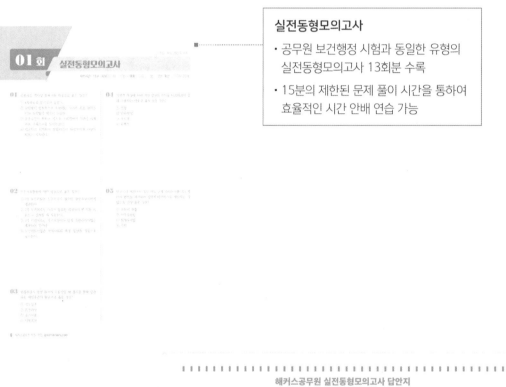

실전동형모의고사

· 공무원 보건행정 시험과 동일한 유형의
  실전동형모의고사 13회분 수록

· 15분의 제한된 문제 풀이 시간을 통하여
  효율적인 시간 안배 연습 가능

실전동형모의고사 답안지

실제 시험과 같이 시간 안에
답안지까지 작성하는 훈련을
함께 할 수 있도록 OMR 답안
지 수록

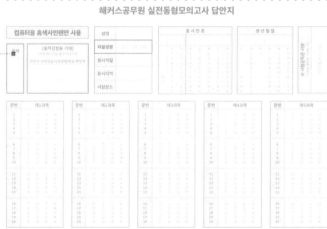

상세한 해설

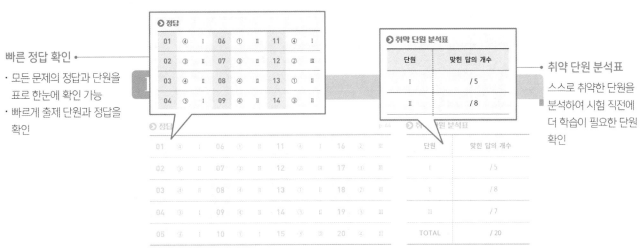

빠른 정답 확인
- 모든 문제의 정답과 단원을 표로 한눈에 확인 가능
- 빠르게 출제 단원과 정답을 확인

취약 단원 분석표
스스로 취약한 단원을 분석하여 시험 직전에 더 학습이 필요한 단원 확인

❸ 정답														
01	④	I	06	④	II	11	④	I	16	②	III			
02	③	II	07	①	I	12	④	III	17	①	III			
03	④	II	08	④	II	13	①	II	18	②	III			
04	④	I	09	④	I	14	③	II	19	④	III			
05	③	I	10	①	I	15	④	III	20	④	III			

❸ 취약 단원 분석표	
단원	맞힌 답의 개수
I	/ 5
II	/ 8
III	/ 7
TOTAL	/ 20

I 보건행정의 이론적 기초 / II 보건행정의 기획과 정책제도 / III 보건행정의 과정

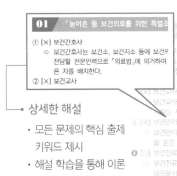

상세한 해설
- 모든 문제의 핵심 출제 키워드 제시
- 해설 학습을 통해 이론 복습의 효과를 기대할 수 있도록 모든 선지의 해설 수록

01 「농어촌 등 보건의료를 위한 특별조~

① [X] 보건간호사
⇨ 보건간호사는 보건소, 보건지소 등에 보건으 전담할 전문인력으로 「의료법」에 의거하여 온 자를 배치한다.

② [X] 보건교사

「의료법」 제58조의3【의료기관 인증기준 및 방법
인증기준은 다음 각 호의 사항을 포함하여야 한
1. 환자의 권리와 안전
2. 의료기관의 의료서비스 질 향상 활동
3. 의료서비스의 제공과정 및 성과
4. 의료기관의 조직·인력관리 및 운영
5. 환자 만족도

법령
문제 풀이에 참고하면 좋을 관련 법령 수록

📄 감염병의 신고 및 보고
의사, 치과의사 또는 한의사(군대일 경우 ~
장(군대의 소속부대장) → 보건소장 → 관
장·군수·구청장 → 질병관리청장 및 시·도
감염병 제외)

이론
자주 출제되는 문제를 해결하기 위해 필요한 이론을 요약하여 제시

실전동형 모의고사

잠깐! 실전동형모의고사 전 확인사항

실전동형모의고사도 실전처럼 문제를 푸는 연습이 필요합니다.

✔ 휴대전화는 전원을 꺼주세요.

✔ 연필과 지우개를 준비하세요.

✔ 제한시간 15분 내 최대한 많은 문제를 정확하게 풀어보세요.

매 회 실전동형모의고사 전, 위 사항을 점검하고 시험에 임하세요.

01회 실전동형모의고사

제한시간: 15분 **시작** 시 분 ~ **종료** 시 분 점수 확인 개/ 20개

01 개인의 사회적, 심리학적 행태적 요인을 중시하는 모형으로 숙주요인, 외부환경요인, 개인행태요인이 주요 요소가 질병발생에 영향을 준다고 설명하는 모델은?

① 총체적 모델
② 생태학적 모델
③ 세계보건기구 모델
④ 사회생태학적 모델

02 현대적 예산의 원칙으로 옳은 것은?

① 공개성의 원칙
② 정확성의 원칙
③ 사전의결의 원칙
④ 행정부책임의 원칙

03 보건의료분야에서 정부의 개입을 통한 공급촉진정책으로 옳은 것은?

① 본인일부부담을 적용한다.
② 노인에 한해서 보험급여로 의치를 지원한다.
③ 건강보험급여화 정책을 실시한다.
④ 의료취약지역에 대해 의료시설을 확충한다.

04 사회보장 서비스 제도의 특징으로 옳은 것은?

① 선별주의를 선택, 적용하였다.
② 국영의료제도인 국민보건서비스(NHS)를 도입하였다.
③ 특정 대상층을 선정하여 혜택을 주었다.
④ 소득보장과 의료보장만 가능하다.

05 우리나라 사회보험의 특징으로 옳지 않은 것은?

① 사회 전체의 공익을 추구하는 사회적 제도이다.
② 위험의 발생으로 야기되는 결과를 보증하는 것을 의미한다.
③ 국가가 적극적으로 개입하여 분배의 공정성을 추구하고 있다.
④ 재원은 가입자 모두 같은 보험료가 조달되는 것이 원칙이다.

06 다음에서 설명하고 있는 우리나라 사회보험은?

> • 장기보험이다.
> • 최소 가입기간인 10년(120개월)을 유지해야 수급이 가능하다.
> • 수정적립식 방식이다.
> • 보험료는 국민연금공단에서 관리한다.

① 산재보험
② 고용보험
③ 국민연금
④ 건강보험

07 국민들이 스스로 의료비 조달이 가능할 때 제공하며, 전국민 의료보험을 실시하는 것으로 이에 해당되는 테리스(Terris)의 보건의료체계 유형으로 옳은 것은?

① 공적부조형
② 의료보험형
③ 사회주의형
④ 국민보건서비스형

08 사회보험(NHI)의 특징으로 옳지 않은 것은?

① 정부의 일반조세로 운영한다.
② 치료 중심적 급여를 적용한다.
③ 국민의료비 억제 기능이 취약하다.
④ 의료의 사유화가 전제적이다.

09 현물급여의 종류로 옳은 것은?

① 요양비, 상병수당
② 요양급여, 건강검진
③ 장제비, 요양비
④ 상병수당, 장애인보조기기급여비

10 「국민건강보험법」에 따른 건강보험 자격상실로 옳지 않은 것은?

① 수급권자가 된 날
② 사망한 날의 다음 날
③ 직장가입자의 피부양자가 된 날
④ 국내에 거주하지 아니하게 된 날

11 프라이(Fry)의 보건의료전달체계 중 자유방임형의 특징으로 옳은 것은?

① 자유경쟁에 기인한 자원낭비의 방지
② 공급자측의 경쟁에 따른 보건의료서비스 수준의 향상
③ 공공재로서의 보건의료개념의 구현
④ 의료이용과 의료비의 통제가능

12 우리나라 의료전달체계의 문제점으로 옳지 않은 것은?

① 의료기관 간의 기능 분담 결여
② 전문의와 일반의의 기능 미분담
③ 공급의 부적정성 및 의료기관 간 경쟁 심화
④ 일반의 배출 증가로 기능 분담 부재

13 의료이용 증가에 영향을 주는 요인으로 옳지 않은 것은?

① 의료공급자원의 증가
② 공중위생의 진보
③ 노령인구 증가
④ 신약의 개발

14 재분배정책의 요인으로 옳은 것은?

① 무의촌에 대한 보건진료
② 영세민 취로사업이나 임대주택의 건설
③ 의료취약지역의 의료기관에 대한 정부보조
④ 지역사회에 공공서비스와 편익 배분

15 많은 사회문제 중 일정한 문제에 정책적 해결이 필요하여 정부정책결정기구의 관심 대상으로 부각되고, 그것이 정책결정체제의 정책결정 대상항목으로 선정 혹은 채택되는 과정은?

① 정책의제형성단계
② 정책결정단계
③ 정책집행단계
④ 정책평가단계

16 만족모형의 한계점에 대한 설명으로 옳은 것은?

① 매몰비용의 함정이 있다.
② 인간의 주관적 합리성이 한계이다.
③ 정책결정과 관련된 모든 정보를 동원하기엔 인간의 능력과 시간적인 한계가 있다.
④ 보수주의에 빠지기 쉬워서 변동과 혁신을 설명하기 곤란하다.

17 특정 분야의 우수한 경영사례를 표적으로 삼아 그들의 뛰어난 운영 방식을 도입하여 조직의 경쟁력을 높이고 혁신을 추구하는 기법은?

① 리스트럭처링
② 리엔지니어링
③ 벤치마케팅
④ SWOT

18 권한과 책임의 정도에 따라 직무를 등급화시킨 피라미드 구조이며 상하계층 간에 직무상 지휘와 감독관계에 서게 하는 조직의 원리는?

① 계층제의 원리
② 통솔범위의 원리
③ 전문화의 원리
④ 명령통일의 원리

19 MBO의 장점으로 옳지 않은 것은?

① Y이론적 관리방식을 적용한다.
② 관료제의 역기능을 보완한다.
③ 결과측정이 객관적으로 용이하다.
④ 장기적이고 질적인 목표에 치중한다.

20 SWOT의 환경변화에 대한 전략으로 가장 옳은 것은?

① S(내적 강점): 최첨단 의료시설과 장비
② W(내적 약점): 지리적인 접근의 용이
③ O(외적 기회): 낮은 보험수가
④ T(외적 위협): 의료수요의 증가

02 회 실전동형모의고사

제한시간: 15분 **시작** 시 분 ~ **종료** 시 분 점수 확인 개/ 20개

01 고려시대에 서민의료를 담당한 곳으로 옳은 것은?

① 혜민국
② 혜민서
③ 내의원
④ 대비원

04 <보기>에서 나타난 인사고과의 평정방법으로 옳은 것은?

— <보기> —
고과자의 중심화 경향을 방지하기 위해 사전에 평가의
범위와 수를 결정해 놓고 강제로 할당하는 방법

① 연쇄효과
② 강제배분법
③ 논리적 착오
④ 대비오차

02 거래적 리더십에 대한 설명으로 옳은 것은?

① 다른 사람의 공헌을 존중한다.
② 타인에 대해 긍정적인 기대를 한다.
③ 리더와 부하 사이에 적절한 보상이 있다.
④ 조직의 미래에 대한 비전을 제시한다.

05 능력에 따라 승급하고 연공에 따라 호봉이 상승하는 보수체계로 유능한 인재확보가 가능한 보수체계는?

① 성과급
② 직무급
③ 직능급
④ 연공급

03 실적주의의 특징으로 옳은 것은?

① 신분불안
② 정당정치 발전
③ 기회균등과 공개경쟁시험
④ 행정의 비능률 초래위험성

06 다음에서 설명하는 예산의 기능으로 옳은 것은?

> 장기적 계획과 단기적 예산편성을 유기적으로 연계시켜 효율적인 자원배분을 결정하는 데 그 목적이 있다.

① 통제 기능
② 관리 기능
③ 기획 기능
④ 경제적 기능

07 다음 설명하고 있는 예산방법으로 옳은 것은?

> 전 회계연도에서 총비용이 옳다는 가정 아래, 전년도의 비용에 차기 연도의 물가상승률과 이자율을 곱하여 차기 연도 예산을 세우는 방법

① 품목별 예산제도
② 영기준예산제도
③ 점진적 예산제도
④ 기획예산제도

08 한 기업이 환경변화에 대처하기 위하여 <보기>와 같은 전략을 사용했다면, 적용한 전략방법으로 옳은 것은?

> ─── <보기> ───
> 경쟁에서 우위를 점하고, 시장에서의 확고한 위치를 차지하기 위해 조직이 보유하고 있는 기술, 생산, 재무, 마케팅 등 기능적 강점을 어느 주문에 어떻게 활용할 것인가를 결정하는 분석의 틀

① 벤치마킹
② 리스트럭처링
③ 틈새전략
④ 리엔지니어링

09 지역사회의 서로 다른 건강문제의 상대적 중요성을 객관적 방식으로 제시하기 위해 개발된 Halon - Pickett 방법은?

① Bryant
② PEARL
③ PATCH
④ BPRS

10 허츠버그(Herzberg)의 2요인이론 중 동기요인의 요소는?

① 성취감
② 노동조건
③ 임금
④ 감독자와의 관계

11 다음과 같은 건강의 결정요인으로 옳은 것은?

> 흡연, 음주, 영양과잉섭취, 운동부족, 자세, 약물 오남용, 폭력 등

① 유전적 요인
② 환경적 요인
③ 생활습관
④ 보건의료서비스

12 의료기술의 복잡성에 따른 1차 의료서비스로 옳은 것은?

① 건강증진서비스
② 급성 충수돌기염의 수술
③ 제왕절개분만술
④ 전문적인 심장이식수술

13 다음 설명하고 있는 마이어(Myers)의 의료 질의 구성요소는?

> 각종 연수 교육, 학술잡지, 각종 학술모임 등을 통해 나날이 발전하는 연구를 통해 의료진들이 능력을 개발하고 적정한 의료서비스를 제공

① 접근용이성(Accessibility)
② 질(Quality)
③ 지속성(Continuity)
④ 효율성(Efficiency)

14 국민연금은 전 국민을 대상으로 하는 제도이고, 기금 적립규모가 국가경제에서 차지하는 비중이 크므로 국가경제 및 국내금융시장에 미치는 파급효과를 감안하여 운용하여야 한다는 국민연금 기금운용의 원칙은?

① 수익성
② 안정성
③ 공공성
④ 형평성

15 수년간 요하는 공사나 제조 및 연구개발사업에서는 경비의 총액과 연부액을 정하여 미리 국회의 의결을 얻은 범위 내에서 수 년도에 걸쳐 지출할 수 있는 경비로 회계연도 독립의 원칙의 예외가 적용되는 것은?

① 예비비
② 예산의 이월
③ 계속비
④ 예산의 이체

16 시간과 동작연구를 통해 근로자의 작업 시간을 측정하여 조직과 인간 관리의 과학화로 능률의 극대화에 기여한 조직이론은?

① 체계이론
② 인간관계론
③ 과학적 관리이론
④ 상황이론

17 다음에서 설명하고 있는 직위분류제의 구성요소로 옳은 것은?

> • 직무의 종류가 유사하나 그 곤란도, 책임의 정도가 상이한 직급의 군
> • 예시: 보건직렬, 의무직렬, 의기직렬 등

① 직렬
② 직류
③ 직군
④ 등급

18 다음 사슬형의 특징으로 모두 옳은 것은?

> ㉠ 공식적이고, 수직적인 명령계통으로 위 – 아래로만 이루어지는 형태이다.
> ㉡ 문제를 신속하고 정확하게 전달한다.
> ㉢ 사기저하와 문제해결의 융통성이 낮다.
> ㉣ 브레인스토밍을 통해 새로운 대안 탐색 시 사용하며, 신축성 있게 적용할 수 있는 의사소통이다.

① ㉠, ㉡
② ㉠, ㉡, ㉣
③ ㉠, ㉡, ㉢
④ ㉠, ㉢, ㉣

19 다음을 설명하고 있는 조직구조의 유형으로 옳은 것은?

> • 2025년 저출산 문제에 대처하기 위하여 저출산고령사회위원회를 운영할 필요가 있다.
> • 본 위원회를 운영하기 위해 각 팀에서 해당 부처에서 파견된 공무원 및 민간위원들로 구성하여 운영하고 있는 형태이다.

① 라인조직
② 프로젝트조직
③ 매트릭스소식
④ 팀조직

20 다음 설명하는 토의방법은?

> 집단연구 활동에 중점을 두는 방법으로 피훈련자를 몇 개의 분반으로 나누고 분반별로 각각 주어진 과제를 연구 · 토의하며, 그 결과를 전원에게 보고하고 비판 · 토의하는 방식

① Panel discussion
② Syndicate
③ Case study
④ Action Learning

03회 실전동형모의고사

제한시간: 15분 **시작** 시 분 ~ **종료** 시 분 점수 확인 개/ 20개

01 의료제공자와 환자 간 내부에서 일어나는 과정과 행위를 평가하는 요소는?

① 신임제도
② 의료이용도 조사
③ 면허제도
④ 고객만족도 조사

02 다음 설명하고 있는 인사고과평가 방법은?

> 복수의 사람에 의해 다양하게 이루어지는 평가방법으로 주변의 여러 사람이 평가하여, 그 결과를 당사자에게 피드백 해줌으로써 자기반성과 개발의 기회와 동기부여의 역할을 하는 인사고과평가 방법

① 자기평가
② 동표평가
③ 다면평가
④ 상위자의 고과평가

03 추가경정예산이 제한적으로 허용되는 경우로 옳지 않은 것은?

① 전쟁이나 대규모 자연재해가 발생한 경우
② 경기침체·대량실업이 발생한 경우
③ 경제협력과 같은 대내외 여건에 중대한 변화가 발생하거나 증가하는 경우
④ 예산심의를 통과하지 않을 경우

04 정책이 의도한 본래의 목표를 달성하였는가를 파악하는 것으로 가장 핵심적인 작업으로 목표의 달성도를 의미하는 보건정책평가의 기준은?

① 효율성
② 형평성
③ 효과성
④ 적절성

05 다음에서 설명하고 있는 의료기관 인증등급 및 기간은?

> 해당 의료기관이 모든 의료서비스 제공 과정에서 환자의 안전보장과 적정 수준의 의료 질을 달성하였음을 의미한다.

	인증등급	인증기간
①	인증	4년
②	인증	1년
③	조건부 인증	1년
④	불인증	재인증

06 「의료법」의 설치기준에 따라 주로 외래환자를 대상으로 진료를 보는 의료기관으로 옳은 것은?

① 종합병원
② 치과의원
③ 요양병원
④ 한방병원

07 블라우(Blau)와 스코트(Scott)의 조직구성원의 분류는?

① 복종의 형태
② 조직의 수혜자
③ 사회적 기능
④ 조직의 규모와 관리 복잡성 정도

08 비공식적 조직의 특징으로 옳지 않은 것은?

① 인간관계를 중요시한다.
② 자생적인 조직이다.
③ 비영속적이다.
④ 공적 목적을 추구한다.

09 보건진료전담공무원에 대한 설명으로 옳은 것은?

① 간호사·의사 면허증을 가진 자로 보건복지부장관이 실시한 직무교육을 이수해야 한다.
② 직무교육기간은 최소 26시간을 이수해야 한다.
③ 응급을 요하는 자에게 수술적 응급처치를 할 수 있다.
④ 정당한 사유 없이 지정받은 근무지역 밖에서 의료행위를 한 경우, 이는 징계사유가 된다.

10 조직에서 발생할 수 있는 개인 간 갈등의 요인으로 옳은 것은?

① 제한된 자원
② 의사소통 결핍
③ 상반된 가치관
④ 산만한 의사결정

11 다음 설명하고 있는 매슬로우(Maslow)의 욕구단계는?

> 타인으로부터의 존경, 자아존중, 타인에 대한 지배욕구, 리더가 되고자 하는 욕구

① 생리욕구
② 애정욕구
③ 존경욕구
④ 자아실현욕구

12 새로운 회계연도가 개시될 때까지 예산이 국회에서 의결되지 못하면 정부가 국회에서 예산안이 의결될 때까지 전년도 예산에 준하는 경비를 지출할 수 있게 하는 제도는?

① 추가경정예산
② 특별회계
③ 준예산
④ 기금

13 근로자나 고용주가 지불하는 기여금은 소득 수준에 관계없이 동일한 금액을 적용한다는 베버리지의 원칙은?

① 정액생계급여의 원칙
② 정액기여의 원칙
③ 급여 적절성의 원칙
④ 포괄성의 원칙

14 다음 중 괄호 안에 들어갈 휴업급여의 1일 평균 지급액 평균임금 범위는?

> 휴업급여는 업무상 사유로 부상을 당하거나 질병에 걸린 근로자에게 요양으로 취업하지 못한 기간에 대하여 지급하되, 1일당 지급액은 평균임금의 (   )에 상당하는 금액으로 한다. 다만, 취업하지 못한 기간이 3일 이내이면 지급한다.

① 100분의 60
② 100분의 70
③ 100분의 80
④ 100분의 90

15 우리나라 국민의료비 증가의 원인으로 옳은 것은?

① 의료공급의 증가
② 사전결제방식 진료비지불제도
③ 지속적이고 포괄적인 1차 보건의료서비스
④ 의료생산비용의 증가 및 의료기술의 발달

16 국민의료서비스(NHS)에서 사용하는 인두제의 특징으로 옳은 것은?

① 의료의 관료화 우려
② 후송의뢰의 증가
③ 의료인의 자율성 저하
④ 과소 서비스 공급

17 자기 자신의 특성이나 관점을 타인에게 전가하는 주관의 객관화를 의미하는 인사고과 오류의 유형은?

① 투사
② 규칙적 오류
③ 평가기준에 의한 오류
④ 개인적 편견에 의한 오류

18 A공무원에게 2025년 행정업무를 1가지 더 추가적으로 배정한 직무설계방법의 특징을 설명한 것은?

① 직무를 확대하여 업무의 지루함을 최소화한다.
② 개인의 다양성을 인정한 접근방법이다.
③ 허츠버그의 위생요인을 중요시하였다.
④ 직무를 스스로 계획하고 통제하도록 하였다.

19 다음에서 설명하는 기획의 원칙으로 가장 옳은 것은?

> 빈번한 보건기획의 수정이 기획 자체를 무의미하게 만들 수 있기 때문에 피해야 한다는 것

① 필요성의 원칙
② 포괄성의 원칙
③ 경제성의 원칙
④ 안정성의 원칙

20 과학적 관리이론의 설명으로 옳지 않은 것은?

① 전문가 양성의 기초가 되었다.
② 호손 효과를 일으켜 비공식적 요소가 생산성에 긍정적인 영향을 미친다고 하였다.
③ 성과급제를 도입하는 배경이 되었다.
④ 업무의 표준화를 유도할 수 있었다.

04회 실전동형모의고사

제한시간: 15분 **시작** 시 분 ~ **종료** 시 분 점수 확인 　개/ 20개

01 다음 공중보건 발전의 역사에서 3번째로 발생한 내용은?

① 정신병원에 수용된 환자가 족쇄(쇠사슬)에서 해방되었다.
② 우두종두법(우두접종법)을 개발하였다.
③ 세계 최초로 공중보건법이 제정되었다.
④ 세계 최초로 근로자를 위한 질병보험법이 제정되었다.

02 뇌졸중을 효과적으로 관리할 수 있는 2차 예방의 대책으로 옳은 것은?

① 뇌졸중의 조기발견
② 뇌졸중 예방을 위한 환경개선
③ 뇌졸중 이환 이후 후유증 관리
④ 뇌졸중 예방을 위한 영양교육

03 보건교육프로그램을 개발하고 교육내용을 구성하기 위하여 사용된 고전적인 이론으로, 건강행태에 대한 지식의 축적이 태도의 변화를 가져오고 이를 통하여 실천을 가능하게 한다는 모형은?

① KAP 모형
② 건강신념모형
③ 합리적 행위모형
④ 범이론적 모형

04 귤릭(Gulick)의 행정관리 중 지휘 과정의 내용으로 옳은 것은?

① 조직 내 인력을 임용·배치·관리하는 활동
② 목표달성을 위한 지침을 내리는 과정
③ 행동통일을 이룩하도록 집단적 활력을 결집시키는 활동
④ 정해진 목표나 정책의 합리적 운용을 위한 사전준비 활동과 집행전략

05 고전적 조직이론의 특징으로 옳지 않은 것은?

① 외부 환경 무시
② 생산·능률 향상이 궁극적 목적
③ 인간행동의 피동성 및 동기부여의 외재성 중시
④ 사회적 능률성 강조

06 공공복지와 집단적 건강을 추구함으로써 이윤추구에 몰두하는 사행정과는 다르며, 행정행위가 사회 전체 구성원을 대상으로 한 사회적 건강 향상에 있으므로 사회행정적 성격을 보이는 것의 보건행정의 특성으로 옳은 것은?

① 공공성
② 민주성
③ 봉사성
④ 교육성

07 보건의료체계의 하부 구성요소 중 보건의료자원의 설명으로 옳은 것은?

① 보건서비스 제공을 위해 의사, 간호사를 채용한다.
② 지방행정조직을 구성한다.
③ 건강증진 및 예방을 위한 보건의료서비스를 제공한다.
④ 보건의료관리를 위해 공공재원을 조달받는다.

08 OECD 국가보건의료체계 중 사회보험형의 특징으로 옳은 것은?

① 고용주와 공동으로 보험료를 납부한다.
② 국민에게 모두 무료로 서비스를 제공한다.
③ 조세로 국민들의 모든 기본적 의료비를 충당한다.
④ 많은 사람들이 보험에 가입하지 않거나 못하는 경우가 발생한다.

09 보건사업 구조평가의 내용으로 옳은 것은?

① 목표 대비 사업의 진행 정도가 원래 의도한대로 실행되고 있는가?
② 사업에 투입된 인력과 물적 자원은 적절한가?
③ 조직과 지역사회의 문제해결역량이 강화되었는가?
④ 제공되고 있는 서비스의 질과 대상자의 만족도는 어떠한가?

10 서치만(Suchman)의 보건평가 항목으로 옳지 않은 것은?

① 업무량/노력 평가
② 성과 평가
③ 효율성 평가
④ 사업의 적합성

11 다음에서 설명하고 있는 중앙행정조직으로 옳은 것은?

- 보건행정의 지도 및 시·군 단위의 조직을 담당한다.
- 시·도 단위에서는 시·도의 건강 관련 담당국(경상북도에는 복지건강국)이 지방의 보건의료조직을 총괄한다.
- 인사권과 예산집행권을 가지고 있다.

① 행정안전부
② 보건복지부
③ 고용노동부
④ 교육부

12 WHO의 주요 보건사업의 내용으로 옳은 것은?

㉠ 결핵관리사업
㉡ 모자보건사업
㉢ 영양개선사업
㉣ 환경위생사업

① ㉠, ㉢, ㉣
② ㉠, ㉡, ㉢
③ ㉠, ㉡, ㉣
④ ㉠, ㉡, ㉢, ㉣

13 지속가능발전목표(SDGs)로 옳지 않은 것은?

① 불평등 완화
② 양질의 교육 보장
③ 유아사망률 감소
④ 지속가능한 도시

14 의료기관 인증기준에 포함되어야 할 사항으로 옳은 것은?

㉠ 환자의 권리와 안전
㉡ 의료기관의 의료 서비스 질 향상활동
㉢ 의료서비스의 제공과정 및 성과
㉣ 의료진의 만족도

① ㉠, ㉢, ㉣
② ㉠, ㉡, ㉢
③ ㉠, ㉡, ㉣
④ ㉠, ㉡, ㉢, ㉣

15 세계보건기구의 1차 보건의료 내용으로 옳지 않은 것은?

① 희귀병의 치료
② 식량의 공급과 영양의 증진
③ 가족계획을 포함한 모자보건
④ 필수의약품 제공

16 미국 메릴랜드(Maryland) 주에서 보건지표의 상대적 크기와 변화의 경향(trend)을 이용하여 우선순위를 결정하는 방법은?

① 황금다이아몬드
② MATCH
③ PATCH
④ 세계보건기구 모형

17 1차 자료로 옳지 않은 것은?

① 다문화 여성의 한국 정착기 포커스 그룹
② 일지역 체육대회 참여관찰
③ 건강설문지 조사
④ 국민건강영양조사 자료인 고혈압 유병률 확인

18 조직 내의 모든 직무를 확인한 뒤 같거나 유사한 직무를 같은 등급으로 묶어서 평가하는 방법은?

① 점수법
② 서열법
③ 직무분류법
④ 요소비교법

19 의사소통 통로가 집권화되었을 때의 장점으로 옳지 않은 것은?

① 행동통일성 촉진
② 명령의 신속한 전달
③ 높은 통합적 조정
④ 업무의 전문화

20 자산조사에 의해 선정된 대상자에게 모든 의료서비스를 제공하는 공공부조의 성격을 띠고 있는 미국의 보건의료계체로 옳은 것은?

① 메디케어
② 메디케이드
③ 건강유지기구(HMO)
④ 선호제공자기구(PPD)

05회 실전동형모의고사

제한시간: 15분 **시작** 시 분 ~ **종료** 시 분 점수 확인 개/ 20개

01 다음에 제시된 역사적 사건을 시간순으로 옳게 나열한 것은?

> (가) 지역사회 통합건강증진사업이 실시되었다.
> (나) 「보건소법」을 「지역보건법」으로 명칭을 변경하였다.
> (다) 전국민을 위한 의료보험이 시행되었다.
> (라) 노인장기요양보험제도가 전면적으로 실시되었다.

① (가) → (나) → (다) → (라)
② (다) → (나) → (라) → (가)
③ (가) → (라) → (다) → (나)
④ (라) → (나) → (다) → (가)

02 우리나라 건강보험의 특징으로 옳지 않은 것은?

① 제3자 지불의 원칙이다.
② 균등혜택을 적용한다.
③ 장기보험이다.
④ 현물급여의 원칙이다.

03 진료보수지불방식에 대한 설명으로 옳은 것은?

① 행위별 수가제는 질병별, 요양일수별로 보수단가를 설정하는 것이다.
② 신포괄수가제는 7개 질병군으로 한시적으로 적용 중이다.
③ 인두제는 사후결정방식으로 국민의료비 억제에 적합하다.
④ 총액계산제는 매년 진료비 계약을 둘러싼 교섭의 어려움으로 의료 제공의 혼란을 초래할 우려가 있다.

04 제1차 국제건강증진의 5대 활동전략으로 옳지 않은 것은?

① 건강한 공공정책의 수립
② 지지적 환경의 조성
③ 지역사회활동 조성
④ 보건의료서비스의 치료 중심 재정립

05 '사회적 형평성 제고를 위한 계층 간 격차 해소에 대해 집중 토의'를 강조한 국제건강증진회의는?

① 나이로비 국제회의
② 방콕 국제회의
③ 멕시코시티 국제회의
④ 상하이 국제회의

06 다음 설명하고 있는 제5차 HP2030 국민건강증진종합계획에 해당되는 중점과제 내용은?

> 개인의 금연, 절주 행동 변화 및 위해물질에 대한 규제를 강화

① 건강생활실천
② 정신건강관리
③ 비감염성 질환 예방관리
④ 가족건강계획관리

07 전략적 기획의 특징으로 옳지 않은 것은?

① 중간관리자가 기획한다.
② 조직 전체의 활동계획이다.
③ 장기적인 조직의 목적과 관련이 있다.
④ 기획의 시간은 평균 5년 이상이다.

08 관료제 이론에 대한 설명으로 옳은 것은?

① 리더의 행동은 개인적 특성, 환경, 다양한 상황들의 상호작용 속에서 결정된다.
② 합법적 권한에 근거한 조직의 권한 체계 확립에 기여한다.
③ 조직은 하나의 연결체로 이해한다.
④ 업무분석을 통한 직무표준화가 마련되었다.

09 몇 명의 전문가들의 독립적인 의견을 우편으로 수집하고 그 의견을 반영하여 설문지 수정 후 다시 의견을 제시하는 절차를 반복적으로 한다. 최종적인 합의가 이루어질 때까지 논평하는 과정으로 이루어지는 의사결정 방법은?

① 전자회의
② 델파이 기법
③ 명목집단법
④ 브레인스토밍

10 목표관리(MBO)의 장점으로 옳은 것은?

① 단기목표를 추구한다.
② 질적인 성과달성에 용이하다.
③ 환경변화에 신축성이 있다.
④ 관리자 중심으로 목표를 결정한다.

11 목표설정 시 고려해야 하는 요인으로 옳지 않은 것은?

① 수용가능성
② 양적으로 표현
③ 구체적인 용어 사용
④ 다양한 방법을 복잡하게 진술

14 피고과자의 긍정적 인상에 기초하여 평가 시 어느 특정 요소의 우수함이 다른 평가요소에서도 높은 평가를 받는 경향을 의미하는 인사고과 기법으로 옳은 것은?

① 대조법
② 중요사건기술법
③ 후광효과
④ 직접지수고과법

12 집단의사결정의 장점으로 옳지 않은 것은?

① 의사결정에 대한 책임 소재가 명확하다.
② 창의적이고 다양한 견해와 대안을 고려하는 데에 유리하다.
③ 구성원의 수용도가 높다.
④ 의사결정의 질과 정확성이 높다.

15 특성이론에 대한 설명으로 옳은 것은?

① 후천적인 교육을 통해 리더가 양성된다.
② 위기 발생 시 효과적인 리더십을 발휘한다.
③ 장기적인 생산성을 높일 수 있는 특성이 있다
④ 소수의 사람들만이 선천적으로 리더의 특성을 가지고 태어난다.

13 조직구조의 유형 중 프로젝트 조직에 대한 설명으로 옳은 것은?

① 라인과 계선조직이 통합된 조직이다.
② 스태프는 직무유형에 따라 집단화된 부서를 지휘하고 통솔할 수 있다.
③ 조직 내 특별한 과업을 수행하는 조직이다.
④ 환경변화에 효과적인 대처가 가능하다.

16 구성원 전체가 서로의 의견이나 정보를 자유의지에 따라 교환하는 형태의 의사소통 유형은?

① 사슬형
② 완전연결형
③ 수레바퀴형
④ 원형

17 허츠버그의 동기 - 위생이론에 대한 설명으로 옳은 것은?

① 욕구를 충족시키는 위생이론과 욕구를 충족시키지 못한 동기이론으로 구성된 이론이다.
② 위생요인에는 급여, 기술적 감동, 성취감 등이 있다.
③ 동기부여를 위해서는 위생요인을 관리하는 것이 가장 중요하다.
④ 동기요인은 만족도가 높아지면, 성과가 높아지게 하는 요인이다.

18 A씨가 암을 진단받고 스스로 환자임을 인정하고 건강을 되찾기 위해 취하는 행동은 카슬과 콥의 건강 관련 행태의 종류 중 무엇에 해당하는가?

① 건강행태
② 질병행태
③ 환자역할행태
④ 의료이용행태

19 B씨가 1,000만 원을 이자 2.6%에 정기예탁을 하고 그 이상의 높은 금리를 얻으려는 방법을 중단하였을 때 이에 해당하는 정책결정모형으로 옳은 것은?

① 합리모형
② 만족모형
③ 점증모형
④ 혼합모형

20 보험자가 의료비의 일정 비율만 지불하고 나머지 부분은 본인이 부담하는 방식으로 옳은 것은?

① 본인부담정액제
② 급여상한제
③ 정률부담제
④ 정액부담제

06회 실전동형모의고사

01 다음에서 설명하고 있는 우리나라 의료기관으로 가장 옳은 것은?

> • 「의료법」 기준에 따른 의료기관이다.
> • 100병상 이상이어야 한다.
> • 각 진료과목마다 전속하는 전문의를 두어야 한다.
> • 100병상 이상 300병상 이하인 경우 7개 이상 진료과 300병상 이상일 경우는 9개 이상의 진료과목을 갖춘다.

① 의원
② 보건소
③ 종합병원
④ 상급 종합병원

02 경상의료비를 구성하는 요소로 옳은 것은?

① 개인의료비와 연구비용
② 개인의료비와 집합보건의료비
③ 프로그램개발비용과 보건의료연구비용
④ 집합보건의료비와 정부지출비용

03 보건의료서비스 중 '예측 불가능성'의 특성으로 옳은 것은?

① 충분한 설명으로 소비자의 무지를 해결한다.
② 위험분산을 위해 강제적인 의료보험을 가입시킨다.
③ 예방접종의 중요성을 설명하고 집단면역을 높이도록 한다.
④ 많은 사람들이 보건의료서비스를 제공할 수 있도록 면허제도를 폐지한다.

04 할론(Halon)의 우선순위 결정방법 중 건강문제로 우선 순위가 가장 높은 것은?

	문제의 크기(A)	문제의 심각도(B)	사업의 추정효과(C)
① 근골격계질환	2	2	3
② 정신건강	2	2	5
③ 치아건강	3	2	6
④ 아동의 결식	4	3	8

05 보건프로그램 중 혈압의 변화를 결과로 특정 가능한 경제성 평가 요소는?

① 비용 - 효과분석
② 비용 - 효용분석
③ 비용 - 편익분석
④ 비용 - 효용분석

06 정부 내의 관료집단이나 정책결정자에게 쉽게 접근할 수 있는 외부집단에 의해 주도되어 최고정책결정자에게 접근하여 문제를 정책의제화하는 경우의 접근방법은?

① 합리형
② 동원형
③ 외부주도형
④ 내부접근형

07 사회보험의 특징으로 옳은 것은?

① 정액제의 보험료 부담방식이다.
② 보험자 위험 선택이 가능하다.
③ 차등급여를 제공한다.
④ 집단보험이다.

08 계급제의 장점으로 옳은 것은?

① 일반행정가보다는 전문행정가를 선호한다.
② 직무의 종류와 곤란성 및 책임성의 정도를 기준으로 공직을 분류하는 제도이다.
③ 개인의 업무수행능력을 중시하여 공무원을 채용한다.
④ 의사소통, 협조, 조정이 원활하다.

09 PRECEDE - PROCEED모형의 촉진요인으로 옳은 것은?

① 의료인의 권고
② 보건지식
③ 사회적 유익성
④ 접근성

10 다음에서 설명하고 있는 리더십의 특징으로 옳은 것은?

- 제한된 범위에서 권한이 위임되는 권한 위임과 구별된다.
- 부하에게 권한 공유와 격려를 통해 힘을 실어주어 나타나는 마음의 상태이다.
- 구성요소: 역량감, 자기결정력, 영향력이 있다.
- 핵심: 권한의 공유와 혁신

① 거래적 리더십
② 카리스마리더십
③ 슈퍼리더십
④ 임파워먼트리더십

11 우리나라 의료기관 인증제도의 특징으로 옳지 않은 것은?

① 인증유효기간은 4년이다.
② 인증평가 내용은 「의료법」에 의거하여 사회적으로 공인된 평가제도이다.
③ 인증제도는 상대평가로 매년 신청기관의 40% 안에 들어야 인증마크를 받을 수 있다.
④ 정신병원은 「의료법」에 의거하여 병원으로 분류되어 의무사항에서 제외되었다.

12 고혈압 질환 환자를 위한 프로그램을 개발하기 위하여 몇 명의 순환기 내과 전문가들이 독립적인 의견을 우편으로 수집하고 최종합의할 때까지 논평하는 의사결정방법은?

① 브레인스토밍
② 명목집단기법
③ 델파이기법
④ 전자회의

13 과학적 관리이론의 특징으로 옳지 않은 것은?

① 차별성과급제
② 시간동작 – 연구를 통한 인력 산정
③ 기능적 업무 전달체계 도입
④ 직무개선 및 인간관계 증진

14 브룸(Vroom)의 기대이론을 적용한 상황으로 적합한 것은?

① 이번 달 친절직원이 되기 위해 목표를 세웠다.
② 근무성적을 높이기 위하여 칭찬이나 금전 등의 보상 방법을 도입하였다.
③ 업무 성적 결과에 대한 보상에 따라 생산성의 차이가 발생하였다.
④ 모든 직원이 동등한 대우를 받는다고 생각될 때 동기가 부여되었다.

15 다음 설명하고 있는 프렌치와 레이븐의 권력의 유형은?

> 높은 수준의 자질과 덕망을 보임으로써, 그를 존경하고 추종하고자 할 때 갖는 권력이다.

① 보상적 권력
② 합법적 권력
③ 준거적 권력
④ 전문적 권력

16 공무원 조직에 새로운 것에 대한 수용을 유도하고 이를 내면화시키는 레빈의 조직 변화단계로 옳은 것은?

① 해빙단계
② 변화단계
③ 재동결단계
④ 응고단계

17 관리자의 통솔 범위가 좁아지는 경우로 옳은 것은?

① 조직의 방침이 명확할수록
② 부하의 과업이 비전문적일수록
③ 관리자의 경영기능이 많고 복잡할수록
④ 유능한 막료의 지원이 많을수록

18 상향적 의사소통 방법으로 옳지 않은 것은?

① 업무지시
② 면담
③ 상담
④ 제안

19 직무의 계량화 방법으로 직무의 가치를 점수로 나타내어 평가하는 방법은?

① 서열법
② 점수법
③ 분류법
④ 요소비교법

20 다음 설명하는 직무설계방법은?

- 해크먼과 올드햄(Hackman & Oldham)이 개발한 기법이다.
- 직무충실화이론에 기초로 실천전략을 제시하여 직무충실화의 문제점을 보완한 것이다.
- 직원 개인 간 다양성과 차이성을 고려하여 직무의 적합성, 최상의 동기부여, 결과의 측정과 평가방법을 동기부여를 고려하여 직무를 설계하는 이론이다.

① 직무확대
② 직무단순화
③ 직무충실화
④ 직무특성이론

07회 실전동형모의고사

제한시간: 15분 **시작** 시 분 ~ **종료** 시 분 점수 확인 개/ 20개

01 비정형적인 의사결정을 할 수 있는 사항으로 가장 옳지 않은 것은?

① 장기적 기획
② 응급환자 발생
③ 재난 발생
④ 표준화된 사례관리

02 보건기획의 제약요인 중 특별한 노력이 요구되지 않는 정형화된 기획에 주력하고 비정형적 기획을 기피하는 경향으로 옳은 것은?

① 기획목표설정상의 갈등과 대립
② 미래예측의 곤란성, 비용과 시간
③ 기획의 그레샴 법칙
④ 기획의 경직성

03 보건기획 시 소요시간이 확실한 경우, 최우선 작업과 전체 프로젝트의 최단 소요시간을 추정하기 위해 사용하여 의사결정하는 방법으로 옳은 것은?

① 간트 차트(Gantt Chart)
② PERT(Progrm Evaluation and Review Techique)
③ 의사결정나무(Decision tree)
④ 주경로 기법(CPM)

04 자신의 조직이 수행하는 다양한 활동 중 전략적으로 중요하면서도 가장 잘 할 수 있는 분야나 핵심역량에 모든 자원을 집중시키고 나머지 활동의 기획 및 운영 일체를 해당 분야에서 세계적으로 뛰어난 전문기업에 맡김으로써 기업의 경쟁력을 제고시키는 전략의 조직개발의 기법으로 옳은 것은?

① 팀 구축
② 아웃소싱
③ 감수성 훈련
④ 다운사이징

05 다음 <보기>에서 설명하고 있는 조직구조의 형태로 옳은 것은?

```
──────── <보기> ────────
• 기능이나 역할에 따른 전문화의 원리에 의해 설계된
  조직이다.
• 조직의 효율성을 높이기 위해 구성되며, 표준화된 제
  품이나 저가의 대량적 서비스 생산에 적절하다.
• 확실성이 높은 환경에 있는 안정된 조직에 유리하며,
  의사결정은 상층에서 이루어져 명령이 하달된다.
```

① 직능조직
② 라인조직
③ 라인-스텝조직
④ 프로젝트조직

06 다음 중 설명하고 있는 보건기획의 원칙은?

> 보건기획은 소기의 목적을 달성하기 위하여 빈번한 기획의 수정은 피해야 한다.

① 표준화의 원칙
② 신축성의 원칙
③ 안전성의 원칙
④ 경제성의 원칙

07 리더가 부하를 섬기는 자세로 그들의 성장 및 발전을 돕고 조직목표 달성에 부하 스스로 기여하도록 만드는 리더로 옳은 것은?

① 셀프리더
② 슈퍼리더
③ 서번트리더
④ 변혁적리더

08 A회사에서 상급자는 인사고과 시 행동기준고과 방법을 적용하려 한다. 중요사건 또는 행위 기준에 척도를 적용하여 평가 시 주관성을 줄여주는 평가기법은?

① 중요사건기술법
② 평점척도
③ 에세이 기법
④ 행위기준 평점척도

09 갈등의 역기능으로 옳지 않은 것은?

① 조직의 생산성이 증가한다.
② 변화와 쇄신에 대한 저항성이 증가한다.
③ 조직의 사기가 저하된다.
④ 조직의 관리통제가 편리하다.

10 내부 모집으로 옳은 것은?

① 특별행사 모집
② 직업안정기관
③ 교육기관
④ 원내공개 모집

11 메시지가 조직의 상위계층에서 하위계층으로 전달되는 하향적 의사소통방법으로 묶인 것은?

① 품의제도, 결재제도
② 업무지시, 규칙
③ 회람, 실무자회의
④ 협동회의, 사전심사

12 브레이크(Blake)와 무튼(Mouton)의 관리격자 모형 중 인간에 대한 관심은 높고 생산에 대한 관심은 낮은 유형은?

① 친목형
② 과업형
③ 타협형
④ 단합형

13 매슬로우(Maslow)의 욕구단계이론 중 타인으로부터의 존경, 자아존중, 타인에 대한 지배욕구, 리더가 되고자 하는 욕구단계는?

① 생리적 욕구
② 존경의 욕구
③ 안전의 욕구
④ 자아실현의 욕구

14 면접자의 편견을 제거하기 위한 방법으로 피면접자에 대한 기초자료와 정보 없이 면접하는 방법은?

① 압박면접
② 패널면접
③ 집단면접
④ 블라인드 면접

15 예산수립과정의 순서로 옳은 것은?

① 예산심의 및 확정 → 예산편성 → 예산집행 → 결산 및 보고
② 예산집행 → 예산심의 및 확정 → 예산편성 → 결산 및 보고
③ 예산편성 → 예산심의 및 확정 → 예산집행 → 결산 및 보고
④ 예산편성 → 예산집행 → 예산심의 및 확정 → 결산 및 보고

16 보건진료전담공무원의 자격, 교육 및 임용의 설명으로 옳지 않은 것은?

① 자격은 의료진 모두 가능하다.
② 직무교육은 최소 24주 이상 받아야 한다.
③ 보건진료전담공무원은 지방공무원으로 임용이 되며, 시·군·구청장이 근무지역을 지정하여 임용한다.
④ 보건진료전담공무원 배치 기준은 농어촌 보건의료를 위한 특별법 기준에 따른다.

17 직무명세서의 내용으로 옳은 것은?

ㄱ. 신장과 체중
ㄴ. 연령
ㄷ. 교육 수준
ㄹ. 이해력 수준
ㅁ. 직무요건

① ㄱ, ㄴ
② ㄱ, ㄴ, ㄷ,
③ ㄱ, ㄴ, ㄷ, ㄹ
④ ㄱ, ㄴ, ㄷ, ㅁ

18 자료와 그에 따른 보존기간으로 옳지 않은 것은?

① 진료기록부: 5년
② 수술기록: 10년
③ 검사내용 및 검사소견기록: 5년
④ 간호기록부: 5년

19 엽관주의의 특징으로 옳은 것은?

① 행정국가의 성립
② 기회균등과 공개경쟁시험
③ 정당정치의 변질
④ 관료제의 민주화 촉진

20 허츠버그의 2요인 중 동기요인으로 옳은 것은?

① 보수
② 근무조건
③ 대인관계
④ 책임감

08회 실전동형모의고사

제한시간: 15분 **시작** 시 분 ~ **종료** 시 분 점수 확인 개/ 20개

01 행위별수가제의 특징으로 옳은 것은?

① 행정적으로 간편하다.
② 의료의 질이 낮다.
③ 의사의 자율성이 보장된다.
④ 진료 대기 시간이 상대적으로 길다.

02 에먼슨의 보건행정의 범위로 옳은 것은?

① 환경위생
② 모자보건
③ 보건간호
④ 보건통계

03 조직원을 관리하기 위한 인간관계론의 설명으로 옳은 것은?

① 비공식 집단의 활성화
② 지나친 공식적 체계 유지
③ 상황을 고려한 근로자 관리
④ 시간 – 동작 분석을 통한 전문적 업무 개선

04 다음 설명하고 있는 조직관리이론은?

> 조직 외부의 환경이 조직과 그 하위 시스템에 미치는
> 영향과 조직의 유효성이 높아지는 시스템 간의 관계를
> 설명하려는 이론이다.

① 목표관리이론
② 상황이론
③ 체계이론
④ 과학적 관리이론

05 제5차 HP 건강증진 종합계획의 비감염성 지표로 옳은 것은?

① 손상사망률
② 주관적 건강인지율
③ 건강정보이해능력 수준
④ 치매안심센터의 치매환자 등록·관리율

06 WHO가 제시한 건강도시의 필수조건으로 옳지 않은 것은?

① 깨끗하고 안전한 도시환경
② 시민의 높은 참여와 통제
③ 혁신적인 도시 경제
④ 질병치료중심 활동

07 계획적 행위이론과 합리적 행위이론의 하위개념이 다른 하나는?

① 행동에 대한 태도
② 주관적 규범
③ 행동에 대한 의도
④ 지각된 행동통제

08 「의료법」상의 의료인으로 옳지 않은 것은?

① 의사
② 약사
③ 한의사
④ 조산사

09 의료기관에 대한 설명으로 옳은 것은?

① 조산원은 조산사가 조산과 임산부 및 신생아를 대상으로 보건활동과 교육·상담을 하는 의료기관을 말한다.
② 병원·치과병원·한방병원 및 요양병원은 100개 이상의 병상을 유지해야 한다.
③ 의사, 치과의사 또는 한의사가 주로 입원환자를 대상으로 의료행위를 하는 의료기관으로는 의원, 치과의원, 한의원이 있다.
④ 종합병원은 50개 이상의 병상을 갖춰야 한다.

10 보건소의 기능 및 업무로 옳지 않은 것은?

① 건강도시 구현
② 건강 친화적인 지역사회 여건의 조성
③ 지역보건의료정책의 기획, 조사·연구 및 평가
④ 보건의료 관련기관·단체, 학교, 직장 등과의 협력 체계 구축

11 다음 <보기>에서 설명하고 있는 보건의료서비스의 사회·경제적 특성과 가치로 옳은 것은?

<보기>

건강문제는 개인적으로 볼 때 모두가 경험하는 것이 아니므로 불균등한 것이며 언제 발생할지 모르기 때문에 예측이 불가능하다.

① 노동집약적
② 외부효과
③ 정보의 비대칭성
④ 치료의 불확실성

12 병원의료기관 평가에 대한 설명으로 옳은 것은?

① 인증유효기간은 5년이다.
② 인증은 절대평가를 통하여 평가여부를 결정한다.
③ 인증조사는 모든 병원이 의무적으로 시행해야 한다.
④ 인증등급은 인증, 불인증이 있다.

13 다음을 설명하고 있는 국가보건의료체계 하부구조의 구성요소는?

인력, 시설, 장비 및 소모품, 지식 및 정보 등

① 보건자원개발
② 자원의 조직 및 배치
③ 보건의료자원 서비스 제공
④ 보건의료관리

14 뢰머(M. Roemer, 1991) 보건의료체계에서는 정부나 제3지불자들이 다양한 방법으로 민간보건의료시장에 개입하는 유형을 무엇이라고 하는가?

① 자유기업형 보건의료체계
② 복지지향형 보건의료체계
③ 포괄적 보장형 보건의료체계
④ 사회주의 계획형 보건의료체계

15 인두제 지불보상제도의 특징으로 옳은 것은?

① 경상의료비가 상승한다.
② 행위에 대한 점수들로 일정비율의 금액을 환산한다.
③ 1차 보건의료에 적합한 제도이며 예방중심 의료를 할 수 있다.
④ 의사의 수입이 일정하지 않아서 직위가 불안하다.

16 목표관리(MBO)의 특징으로 옳은 것은?

① 장기목표를 추구한다.
② 신축성이 있다.
③ 구성원들에게 전적으로 목표 설정을 맡긴다.
④ 자아실현을 할 수 있다.

17 다음을 설명하고 있는 정책결정 과정은?

- 정책의 최종단계
- 이해당사자들 간의 갈등 발생

① 문제의 인지
② 정보의 수집 및 분석
③ 대안의 작성 및 평가
④ 대안의 선택

18 재분배정책을 적용할 수 있는 방법으로 옳은 것은?

① 소비자보호정책
② 누진소득세 적용
③ 무의촌에 대한 보건진료 시행
④ 새로운 기국의 신설

19 의사결정자들은 관련된 모든 대안들을 탐색할 수 있고, 그 대안들에 대한 모든 정보를 고려하고 분석·예측하여 최선의 대안을 선택한다는 것을 전제로 한 정책결정 모형으로 옳은 것은?

① 합리모형
② 만족모형
③ 점증모형
④ 혼합모형

20 우리나라 사회보험인 5대 보험의 도입시기를 순서대로 나열한 것은?

ㄱ. 산재보험
ㄴ. 건강보험
ㄷ. 노인장기요양보험
ㄹ. 국민연금
ㅁ. 고용보험

① ㄱ → ㄴ → ㄹ → ㅁ → ㄷ
② ㄱ → ㄷ → ㄴ → ㄹ → ㅁ
③ ㄱ → ㄹ → ㄷ → ㅁ → ㄴ
④ ㄴ → ㄹ → ㅁ → ㄱ → ㄷ

09회 실전동형모의고사

제한시간: 15분 **시작** 시 분 ~ **종료** 시 분 점수 확인 개/ 20개

01 국가보건서비스 방식의 특징으로 옳은 것은?

① 무료서비스를 제공한다.
② 치료중심적이다.
③ 행위별 수가제를 적용한다.
④ 일반의료기관 중심으로 서비스를 제공한다.

02 사회보장의 기능으로 옳지 않은 것은?

① 경제적 기능
② 사회연대 기능
③ 소득재분배 기능
④ 건강형평성 제고 기능

03 조직 내 특별한 과업을 수행하는 조직으로 특정 업무를 수행하기 위해 여러 관련부서에서 파견된 사람들로 구성되며, 수평적 접촉 형태를 유지하는 조직구조로 옳은 것은?

① 라인과 계선조직
② 직능조직
③ 프로젝트 조직
④ 매트릭스 조직

04 블라우와 스코트(Blau & Scott)의 조직의 수혜자에 의한 조직의 분류로 옳은 것은?

① 강제적 조직
② 봉사조직
③ 공리적 조직
④ 규범적 조직

05 상황이론의 특징으로 옳은 것은?

① 조직 외부의 환경이 조직과 그 하위 시스템에 미치는 영향과 조직의 유효성이 높아지는 시스템 간의 관계를 설명하려는 이론이다.
② 합법적 권한에 근거한 조직의 권한 체계 확립에 기여한다.
③ 조직을 하나의 연결체로 이해한다.
④ 업무분석을 통한 직무표준화가 마련되었다.

06 효과적인 집단 의사결정기법 중 어떤 새로운 사실을 발견하고 아이디어를 얻고자 할 때, 조직구성원들 상호 간의 대화나 토론 없이 각자 서면으로 아이디어를 제출하고 토론 후 표결로 의사결정하는 방법은?

① 전자회의
② 델파이기법
③ 명목집단법
④ 브레인스토밍

07 거래적 리더십의 특징으로 옳은 것은?

① 구성원의 원하는 보상과 성과를 연계해준다.
② 현상유지를 변화시키려는 노력을 한다.
③ 자아실현과 같은 높은 수준의 목표를 성취하도록 격려한다.
④ 구성원이 스스로 문제해결책을 찾도록 격려한다.

08 상급자가 하급자를 평가할 때 "공무원 합격 성적이 좋으면 업무 성숙도가 높다고 평가하는 것"이라고 평가하는 근무성적평정상의 오류는?

① 후광효과
② 대비 오류
③ 논리적 오류
④ 규칙적 오류

09 갈등발생 시 상대방의 관심사를 충족시키기 위해 자신의 관심사를 양보하는 것(lose-win)은?

① 협력
② 수용
③ 강압
④ 타협

10 수직적 관계로써 조직의 효율성 제고와 생산성 향상을 목표로 하고 있으며 계층제, 명령통일의 원리에 충실한 조직으로 명령과 지시가 직선으로 부하직원에게 전달하는 공식적인 조직 유형은?

① 라인조직
② 직능조직
③ 프로젝트 조직
④ 매트릭스 조직

11 전통적 예산의 원칙으로 옳지 않은 것은?

① 정확성의 원칙
② 행정부 재량의 원칙
③ 한정성의 원칙
④ 단일성의 원칙

14 계급제의 특징으로 가장 옳지 않은 것은?

① 폐쇄적인 충원방식
② 전문행정가 도입 가능
③ 계급 간의 차별
④ 고급공무원의 엘리트화

12 보건행정의 특성으로 옳지 않은 것은?

① 사회성
② 교육성
③ 봉사성
④ 창조성

15 예산안이 국회를 통과하여 예산이 성립된 이후 예산에 변경을 가할 필요가 있을 때에 이를 수정·제출하여 국회의 심의를 거쳐 성립되는 예산으로 옳은 것은?

① 본예산
② 수정예산
③ 추가경정예산
④ 준예산

13 의료의 남용이나 과용을 억제하여 의료비를 줄이기 위해 도입된 제도는?

① 구상권
② 본인부담금환급금
③ 본인부담금보상금
④ 본인일부부담제

16 보건기획의 원칙 중 보건기획은 간단, 명확하여야 하며, 가능한 한 전문적인 용어를 피해야 한다는 원칙으로 옳은 것은?

① 목적성의 원칙
② 간결성의 원칙
③ 안정성의 원칙
④ 경제성의 원칙

17 고전적 관리이론 중 행정관리론의 특징으로 가장 옳은 것은?

① 시간 - 동작 연구
② 조직 전체의 관점 중시
③ 의사결정의 문서화
④ 비공식 집단 중심

18 정부기관의 신설이나 변경, 선거구 조정 등과 관련된 목적으로 실시되는 정책으로 옳은 것은?

① 분배정책
② 재분배정책
③ 규제정책
④ 구성정책

19 보건소에 대한 설명으로 옳지 않은 것은?

① 보건지소는 보건소의 기능을 도와준다.
② 시·군·구에 설치한다.
③ 행정안전부 장관이 설치한다.
④ 지역보건의료계획을 수립·시행·평가한다.

20 고려시대에 서민의료를 담당하는 기관으로 옳은 것은?

① 대비원
② 혜민국
③ 태의감
④ 제위보

10회 실전동형모의고사

제한시간: 15분 **시작** 시 분 ~ **종료** 시 분 점수 확인 개/ 20개

01 다음 설명하고 있는 지역사회인력으로 가장 옳은 것은?

> 「농어촌 등 보건의료를 위한 특별조치법」(1980.12)에 의거하여 간호사·조산사 면허를 가진 사람으로서 보건복지부장관이 실시하는 24주 이상의 직무교육을 받은 자

① 보건간호사
② 보건교사
③ 보건관리자
④ 보건진료전담공무원

02 사회보험(NHI) 방식의 특징으로 옳은 것은?

① 정부 일반조세로 운영한다.
② 의료의 국유화이다.
③ 치료 중심이다.
④ 의료보수는 인두제를 사용한다.

03 국민건강보험의 주요 특징으로 가장 옳은 것은?

① 장기보험이다.
② 현금급여가 원칙이다.
③ 현금배상제도를 시행 중이다.
④ 정률제로 보험금을 분담한다.

04 병원에서 감염병의 발생 시 발견한 자는 가장 먼저 신고해야 하는 사람으로 옳은 것은?

① 의사
② 보건소장
③ 시·군·구청장
④ 보건복지부장관

05 지역보건의료계획에 대한 설명으로 옳지 않은 것은?

① HP2030 국민건강증진 내용과 함께 5년마다 수립한다.
② 지역주민들의 요구도를 반영하기 위하여 2주 이상 공고한다.
③ 지역보건의료계획 시행 내용에는 건강증진을 위한 보건의료 수요의 측정을 하여야 한다.
④ 시·도지사 또는 시장·군수·구청장은 매년 지역사회보건의료 계획 등에 따른 지역보건의료계획에 따라 연차별 시행계획을 수립하여야 한다.

06 SWOT 분석방법 중 시장 확대하여 사업을 극대화 시키는 방법으로 옳은 것은?

① 공격적 전략
② 다각화 전략
③ 국면적 전략
④ 방어적 전략

07 감염성 질환관리사업에서 적용되었던 기준으로 문제의 심각도를 긴급성, 심각성, 경제적 손실, 잠재적 영향 등 세부항목으로 평가하는 우선순위 방법으로 옳은 것은?

① PATCH
② MATCH
③ PEARL
④ BRYANT

08 행정과정론적 입장에서 보건행정의 내용 중 투입의 요소로만 묶인 것은?

① 기술, 보건의료서비스 전달, 건강의 증진
② 정부, 공급자단체, 소비자단체
③ 인력, 보건의료조직, 관리
④ 인력, 시설, 재정, 기술

09 노인장기요양보험 등급판정기준으로 옳은 것은?

① 인증점수가 95점 이상이면 2등급을 받을 수 있다.
② 치매 환자는 등급을 받을 수 없다.
③ 인지지원등급은 50점 미만이다.
④ 등급판정기준은 총 5등급과 인지지원등급으로 되어 있다.

10 다음 설명하고 있는 출산율로 옳은 것은?

> 가임기간의 각 연령에서 여자아이를 낳는 연령별 여아출산율에 태어난 여자아이가 죽지 않고 가임연령에 도달할 때까지 생존하는 생산율을 곱해서 산출한다(여아사망률 고려).

① 합계출산율
② 재생산율
③ 일반출산율
④ 순재생산율

11 제1회 오타와 국제건강증진 회의 전략 중 건강증진을 위하여 모든 부문에서 정책입안자들이 보건정책결정의 결과가 건강에 미치는 영향을 인식하게 함으로써 국민건강에 대한 책임을 환기시키는 활동 전략으로 옳은 것은?

① 건강한 공공정책의 수립
② 지지적 환경의 조성
③ 지역사회활동의 강화
④ 보건의료서비스의 재정립

12 건강신념의 구성요소로 개인이 질병에 걸릴 위험이 있다는 가능성에 대한 인지 정도를 의미하는 것은?

① 지각된 심각성
② 지각된 감수성
③ 지각된 장애성
④ 지각된 이익성

13 계획을 수행하는 데 필요한 인력, 장비, 물품, 예산 등 제반요소들을 포함하여 수립하는 기획의 원칙으로 옳은 것은?

① 포괄성의 원칙
② 필요성의 원칙
③ 경제성의 원칙
④ 간결성의 원칙

14 전술적 기획의 특징으로 옳은 것은?

① 단기 목표를 달성하기 위해 계획하는 것이다.
② 최고관리자가 수행한다.
③ 전술적 목적의 실행을 통해 전략적 목적이 달라진다.
④ 조직이 지향하는 분명한 목표와 방향을 제시한다.

15 비공식 조직의 장점으로 옳은 것은?

① 구성원에게 충성심을 제공한다.
② 구성원들 사이의 의사소통을 제한한다.
③ 비공식 조직은 질서가 체계적이다.
④ 심리적인 안정감을 제공하여 업무를 능률적으로 수행할 수 있다.

16 조직의 기능이나 역할에 따른 전문화의 원리에 의해 설계된 조직구조로 옳은 것은?

① 라인조직
② 라인 – 스텝조직
③ 직능조직
④ 프로젝트조직

17 상급자가 다른 팀의 상급자보다 하급자를 평가할 때 항상 후한 평가를 하여 정확한 평가가 이루어지지 못하는 인사평가의 오류로 가장 옳은 것은?

① 후광효과
② 혼효과
③ 규칙적 착오
④ 개인적 편견에 의한 오류

18 갈등의 대처방식 중 수용에 대한 설명으로 옳은 것은?

① 토론을 통한 타협을 말한다.
② 자신의 관심사를 양보하도록 한다.
③ 자신의 의견을 지속적으로 주장한다.
④ 합의점을 가장 이상적으로 하기 위해 패자에게 불이익을 준다.

19 직무의 상대적 가치를 분석 · 평가하여 임금을 결정하는 방법은?

① 연공급
② 성과급
③ 직무급
④ 직능급

20 알더퍼(Alderfer)의 ERG이론 중 E는 매슬로우(Maslow)의 욕구단계이론 중 어디에 해당되는 욕구인가?

① 자아실현 욕구
② 존경의 욕구
③ 애정의 욕구
④ 생리적 욕구

11회 실전동형모의고사

제한시간: 15분 **시작** 시 분 ~ **종료** 시 분 **점수 확인** 개/ 20개

01 다음 설명하고 있는 재무제표로 옳은 것은?

- 일정시점에서 그 기업의 재무상태를 표시하는 표이다.
- 일정시점에서 기업의 재산상태를 정적으로 보여주는 재무구조이다.
- 대조표의 자산의 총계와 부채 및 자본 총계의 합계는 일치해야 한다.

① 현금흐름표
② 이자흐름표
③ 대차대조표
④ 손익계산서

02 언어적 의사소통(대화, 토론) 없이 개인 의견을 제출하고, 구성원 간에 토의를 거쳐 투표로 의사를 결정하는 방법으로 옳은 것은?

① 유추법
② 델파이법
③ 전자회의
④ 명목집단법

03 환자안전을 위해 보건업무과정을 개선하는 프로젝트의 일정관리를 위한 바(bar)형태의 도구로서, 각 업무별로 일정의 시작과 끝을 그래픽으로 표시하여 전체 일정을 한눈에 볼 수 있는 기획방법은 무엇인가?

① 간트 차트법
② PERT(Program Evaluation and Review Technique)
③ 주경로기법(CPM)
④ 기획예산제도(PPBS)

04 인간관계론에 대한 설명으로 옳은 것은?

① 공식적인 조직이 조직의 성과에 영향을 미친다.
② 보건소 규모와 구조에 따라 업무생산성이 크게 좌우된다.
③ 조직의 생산성은 보건소 내 팀워크, 협동 정도와 관련이 있다.
④ 공무원의 업무시간과 직무를 다시 설계하여 생산성을 향상시킬 수 있다.

05 다음 중 의료요구가 있는 사람 중에 치료가 이루어진 사람의 분율로 의료요구율 대비 치료율로 평가가 가능한 의료이용의 용어로 옳은 것은?

① 의료충족률
② 의료요구율
③ 미치료율
④ 치료율

06 우리나라 사회보험의 특징으로 옳지 않은 것은?

① 단기보험의 원리를 적용한다.
② 4대 사회보험으로 시행 중이다.
③ 사회적 연대성과 강제성을 가진다.
④ 국민건강과 소득을 보장하는 제도이다.

07 다음 중 업무를 특성별로 나누어 조직구성원들에게 가능한 한 가지 주된 업무를 분업시키는 것으로 조직구성원이 갖고 있는 다양한 능력과 기술을 효율적으로 활용하는 조직화의 원리는?

① 계층제의 원리
② 통솔 범위의 원리
③ 명령통일의 원리
④ 분업전문화의 원리

08 다수의 면접자가 하나의 피면접자를 면접하는 방법으로 옳은 것은?

① 정형적 면접
② 비지시적 면접
③ 압박면접
④ 패널면접

09 직무분석을 통해 얻은 자료와 정보를 직무의 특성에 중점을 두고 체계적으로 정리 · 기록한 문서로 옳은 것은?

① 직무분석서
② 직무기술서
③ 직무평가서
④ 직무명세서

10 동기이론 중 내용이론에 해당되는 것은?

① 알더퍼의 ERG이론
② 브롬의 기대이론
③ 아담스의 공정성이론
④ 로크의 목표설정이론

11 공식 조직의 대한 설명으로 옳지 않은 것은?

① 모든 직위, 신분체계가 문서화, 구체화되어 있다.
② 계층 부서 간의 권한의 경로를 분명하게 나타나 있다.
③ 조직수명이 짧다
④ 경직된 분위기가 조성된다.

12 공무원의 직급배정을 변경하지 않고 다른 직급의 업무를 수행하게 하는 것은?

① 승진
② 전직
③ 전보
④ 직무대리

13 예산 집행의 신축성 유지 방법으로 가장 옳지 않은 것은?

① 예산의 이체
② 예비비
③ 계속비
④ 수정예산

14 보건소 직원에 대한 근무평가를 할 때, 집중화 경향, 관대화 경향을 방지할 수 있는 방법은?

① 강제배분법
② 행위기준평가법
③ 대조표법
④ 목표관리법

15 <보기>에서 설명하고 있는 보건정책평가 기준으로 옳은 것은?

─── <보기> ───

• 정책 수혜자의 요구와 기대, 그리고 환경변화에 얼마나 융통성 있게 대처해 나가느냐 하는 능력을 의미한다.
• 국민의 요구에 부응하는 보건행정을 수행하였는지를 묻는 보건행정의 가치이다.

① 효과성
② 효율성
③ 형평성
④ 대응성

16 하의상달식 의사소통유형의 종류로 옳지 않은 것은?

① 제안제도
② 품의제
③ 상담
④ 명령

17 우리나라 공무원의 보수월액보험료의 부담은?

① 공무원 30% + 국가·지방자치단체 70%
② 공무원 50% + 국가·지방자치단체 50%
③ 국가 20% + 지방자치단체 30% + 해당기관 설립 운영자 50%
④ 공무원 50% + 국가·지방자치단체 20% + 해당기관 설립 운영자 30%

18 도나베디언이 제시한 결과적 접근의 주요 지표로 옳은 것은?

① 사망률
② 면허제도
③ 의료이용조사
④ 자격증

19 변혁적 리더십의 구성요소로 옳지 않은 것은?

① 카리스마
② 지적 자극
③ 상황에 따른 보상
④ 개별적 배려

20 "공급은 그 스스로의 수요를 창출한다."라는 내용을 적용할 수 있는 보건의료서비스의 사회경제적인 특성으로 가장 옳은 것은?

① 정보의 비대칭성
② 불확실성
③ 외부효과
④ 가치재

12회 실전동형모의고사

제한시간: 15분 시작   시   분 ~ 종료   시   분 점수 확인   개/ 20개

01 다음 설명하는 역사적인 인물로 옳은 것은?

> 산모들이 산욕열로 사망하는 이유가 의사들이 손을 씻지 않기 때문임을 최초로 밝혔다.

① 젬멜바이스(Semmelweis)
② 라스본(Rathborne)
③ 비스마르크(Bismarck)
④ 채드윅(Edwin Chadwick)

02 최고관리자의 특성으로 가장 옳은 것은?

① 장기적인 계획을 설계한다.
② 전술적 기획을 한다.
③ 주로 상향적인 의사소통을 한다.
④ 단위 부서의 매일의 일상적인 요구에 중점을 둔다.

03 상대가치수가제의 설명으로 옳은 것은?

① 포괄수가제의 단점을 보완하기 위하여 도입되었다.
② 상대가치점수의 기본구조에는 업무적 상대가치, 진료비용 상대가치, 위험도 상대가치가 있다.
③ 건강보험수가는 포괄점수와 점당 가격으로 곱하여 결정된다.
④ 환산지수는 국민건강보험공단 이사장이 1년마다 결정한다.

04 다음 중 보건기획의 특성으로 옳지 않은 것은?

① 미래지향적이다.
② 목표지향적이며, 의도적이다.
③ 추상적이며 수동적인 의사결정을 한다.
④ 목표를 달성하기 위한 최적의 수단을 제시한다.

05 갈등해결의 승리 - 승리(win - win) 전략으로 옳은 것은?

① 지위권력으로 다수를 제압한다.
② 타협과 중립적 제3집단에 의해 조정된다.
③ 의사결정에 대한 통합적 접근과 합의를 강조한다.
④ 평등하게 나누고 뇌물을 사용한다.

06 다음 중 정책적 기획의 특징으로 옳지 않은 것은?

① 새로운 입법을 하거나 기존 법의 수정을 포함하는 정부활동을 다루는 것이다.
② 정부의 광범위하고 기본적인 방침을 설정하는 종합적·포괄적 기획으로서 정부기관의 모든 부문에 영향을 미치며 입법적 성격을 지닌다.
③ 행정수반 차원에서 이루어지는 전략적 기획으로서 가치성을 가지고 있다.
④ 정책기획의 하위기획이며 구체적·세부적·사업적 성격을 가지고 있다.

07 공식적·수직적인 명령계통으로, 위아래로만 의사소통이 이루어지는 형태이다. 문제를 신속하고 정확하게 전달하는 의사소통유형으로 옳은 것은?

① 사슬형
② Y형
③ 수레바퀴형
④ 완전연결형

08 복수의 사람에 의해 다양하게 이루어지는 평가방법으로 주변의 여러 사람이 평가해서 그 결과를 당사자에게 피드백 해줌으로써 자기반성과 개발의 기회와 동기부여의 역할을 하는 인사고과평가 방법은?

① 자기평가
② 동료평가
③ 다면평가
④ 상위자의 고과평가

09 서치만의 보건평가 항목으로 옳지 않은 것은?

① 성과 평가
② 안정성 평가
③ 성과의 충족량 평가
④ 업무량·노력 평가

10 상향적 의사소통의 유형은?

① 사전협조제도
② 내부결재
③ 지시
④ 감독

11 보험자가 의료비의 일정 비율만 지불하고 나머지 부분은 본인이 부담하는 지불 방식으로 옳은 것은?

① 정액부담(Co – Payment)
② 본인부담정액제(Deductibles)
③ 급여 상한제(Limit)
④ 정률부담(Co – Insurance)

12 비용 – 편익 분석의 평가 기준으로 옳지 않은 것은?

① 편익비용비
② 순현재가치
③ 내부수익률
④ 질보정생존연수

13 매슬로우(Maslow)의 욕구단계이론 중 조직에서 자아실현의 욕구가 강한 구성원에게 적용할 수 있는 방법은?

① 책임감 부여
② 창의성 개발
③ 포상과 승진 유도
④ 생계보장수단 적용

14 보건사업의 전략수립을 할 때 사회·생태학적 모형에 따른 지역사회 요인은?

① 태도
② 동료
③ 규제
④ 사회마케팅

15 다음에서 설명하고 있는 보건기획의 원칙은?

> 빈번한 보건기획의 수정은 기획 자체를 무의미하게 만들 수 있기 때문에 피해야 한다.

① 안정성의 원칙
② 간결성의 원칙
③ 경제성의 원칙
④ 표준화의 원칙

16 다음 중 우리나라 생애주기별 암 검진 종류와 실시연령으로 옳은 것은?

① 위암 – 만 50세
② 자궁경부암 – 만 30세(여자)
③ 대장암 – 만 50세
④ 유방암 – 만 50세(여자)

19 「국민건강보험법」 제63조 제1항에 따른 건강보험심사평가원 기능은?

① 요양급여의 적정성 평가
② 보험급여비용의 지급
③ 가입자 및 피부양자의 자격관리
④ 자산의 관리·운영 및 증식사업

17 다음 중 설명하는 정책결정 모형은?

선례 없는 비정형적 의사결정을 하는 경우 합리성 및 경제성을 고려하는 것 외에도 불가피하게 적극적 요인으로 초합리적 요인, 직관·판단·창의와 잠재의식이 개입하게 됨을 중시하는 모형

① 합리모형
② 점증모형
③ 최적모형
④ 만족모형

20 「국민건강보험법」 제5조에 따른 건강보험 적용 대상자로 옳지 않은 것은?

① 직장가입자의 배우자
② 직장가입자의 직계존속
③ 직장가입자의 형제·자매
④ 의료급여 수급권자

18 「노인장기요양보험법」에 따른 장기요양등급 판정항목으로 옳지 않은 것은?

① 신체기능영역
② 가족기능영역
③ 간호처치영역
④ 재활영역

13회 실전동형모의고사

제한시간: 15분 **시작** 시 분 ~ **종료** 시 분 점수 확인 ┃ 개/ 20개

---

01 다음 제정 목적을 갖는 법률로 옳은 것은?

> 보건의료에 관한 국민의 권리·의무와 국가 및 지방자치
> 단체의 책임을 정하고 보건의료의 수요와 공급에 관한
> 기본적인 사항을 규정함으로써 보건의료의 발전과 국민
> 의 보건 및 복지의 증진에 이바지한다.

① 「보건의료기본법」
② 「지역보건법」
③ 「공공보건의료에 관한 법률」
④ 「농어촌 등 보건의료를 위한 특별조치법」

---

02 「지역보건법령」상 지역보건의료계획에 대한 설명으로 옳은 것은?

① 시·도와 시·군·구에서 5년마다 계획을 수립한다.
② 보건복지부장관은 계획 시행에 필요한 경우에 보건
의료 관련 기관에 인력·기술 및 재정을 지원한다.
③ 보건복지부에서 심의를 받은 뒤 지방자치단체 의회
에 보고하고 재심의를 받는다.
④ 시·도지사가 수립하는 계획은 의료기관 병상의 수
요·공급에 관한 사항을 포함하여야 한다.

---

03 「보건의료인력지원법」상 보건의료인력으로 옳지 않은 것은?

① 간호사
② 한약사
③ 응급구조사
④ 체육보건지도사

---

04 보건의료인력의 면허를 신고해야 하는 것으로 옳은 것은?

> ㄱ. 약사
> ㄴ. 의무기록사
> ㄷ. 영양사
> ㄹ. 간호사
> ㅁ. 수의사

① ㄱ, ㄴ
② ㄱ, ㄴ, ㄷ
③ ㄱ, ㄴ, ㄷ, ㄹ
④ ㄱ, ㄴ, ㄹ, ㅁ

---

05 「의료법」에 따라 의사, 치과의사 또는 한의사가 주로 입원환자를 대상으로 의료행위를 하는 의료기관으로 옳지 않은 것은?

① 병원
② 의원
③ 요양병원
④ 종합병원

---

06 의사가 소아과병원을 개설하려고 할 때, 누구의 허가를 받아야 하는가?

① 시·군·구청장에게 신고한다.
② 시·도지사에게 허가를 받아야 한다.
③ 보건복지부장관에게 허가를 받아야 한다.
④ 시 보건소장에게 허가를 받아야 한다.

07 「의료법 시행규칙」에 따른 진료기록부 등의 보존에 대한 설명으로 옳지 않은 것은?

① 환자 명부는 5년 보관한다.
② 진료에 관한 기록은 마이크로필름이나 광디스크 등은 원본대로 유지한다.
③ 진료에 관한 기록을 보존하는 경우에는 필름촬영책임자가 필름의 표지에 촬영 일시와 본인의 성명만 적어서 보관한다.
④ 검사소견서는 5년 보관이다.

08 다음에서 설명하고 있는 보건의료시설로 옳은 것은?

> 의사가 배치되어 있지 아니하고 계속하여 의사를 배치하기 어려울 것으로 예상되는 의료 취약지역에서 보건진료전담공무원으로 하여금 의료행위를 하게 하기 위하여 시장·군수가 설치·운영하는 보건의료시설을 말한다.

① 보건소
② 보건지소
③ 보건진료소
④ 건강생활지원센터

09 공중보건의사의 배치에 대한 설명으로 옳지 않은 것은?

① 공중보건의사는 보건소에서 근무한다.
② 공중보건의사의 의무복무기간은 2년이다.
③ 공중보건의사는 의무복무기간 동안 공중보건업무에 성실히 종사하여야 하며, 공중보건업무 외의 업무에 종사하여서는 아니 된다.
④ 보건의료정책을 수행할 때에 공중보건의사의 배치가 필요한 기관 또는 시설로 대통령령으로 정하는 기관 또는 시설에서 근무할 수 있다.

10 보건진료전담공무원의 의료행위의 범위로 옳지 않은 것은?

① 응급수술
② 예방접종
③ 정상분만 시의 분만 도움
④ 질병·부상상태를 판별하기 위한 진찰·검사

11 의료기관 인증기준에 대한 내용으로 옳지 않은 것은?

① 모든 의료진의 만족도
② 환자의 권리와 안전
③ 의료기관의 조직·인력관리 및 운영
④ 의료기관의 의료서비스 질 향상 활동

12 다음의 제정 목적을 갖는 법률로 옳은 것은?

> 국민의 질병·부상에 대한 예방·진단·치료·재활과 출산·사망 및 건강증진에 대하여 보험급여를 실시함으로써 국민보건 향상과 사회보장 증진에 이바지함을 목적으로 한다.

① 「보건의료기본법」
② 「지역보건법」
③ 「국민건강보험법」
④ 「국민건강증진법」

13 국민건강보험공단의 업무로 옳지 않은 것은?

① 심사기준 및 평가기준의 개발
② 의료시설의 운영
③ 보험급여 비용의 지급
④ 가입자 및 피부양자의 자격 관리

14 「국민건강보험법」에 따른 보험료의 부담에 대한 설명으로 옳지 않은 것은?

① 직장가입자는 보수월액보험료의 100분의 50을 부담한다.
② 사립학교 교직원은 국가에서 100분의 20을 부담한다.
③ 직장가입자의 소득월액보험료는 사용자가 부담한다.
④ 공무원은 국가 또는 지자체에서 100분의 50을 부담한다.

15 「국민건강보험법」상 건강검진 실시대상 및 종류에 대한 설명으로 옳지 않은 것은?

① 사무직은 1년에 1회 건강검진을 실시한다.
② 일반건강검진은 직장가입자이다.
③ 영·유아건강검진은 6세 미만의 가입자 및 피부양자가 대상이다.
④ 20세 이상인 지역가입자 및 20세 이상인 피부양자가 대상이다.

16 「의료기관 회계기준 규칙」상 재무제표에 들어갈 내용으로 옳지 않은 것은?

① 재무상태표
② 손익계산서
③ 현금흐름표
④ 회계감사표

17 「국가재정법」에서 설명하고 있는 <보기>의 예산의 종류는?

─── <보기> ───

정부는 예측할 수 없는 예산 외의 지출 또는 예산초과 지출에 충당하기 위하여 일반회계 예산총액의 100분의 1 이내의 금액을 계상할 수 있다.

① 예비비
② 가예산
③ 잠정예산
④ 준예산

18 「국민건강보험법」상 임신·출산 진료비, 장제비, 상병수당 등의 급여가 해당되는 것은?

① 법정급여
② 부가급여
③ 요양급여
④ 현물급여

19 「노인장기요양보험법」상 공단에서 대상자의 조사가 완료가 되면 등급판정위원회에 제출해야 하는 자료로 옳지 않은 것은?

① 신청서
② 의사소견서
③ 조사결과서
④ 가족관계증명서

20 「국가재정법」상 회계구분으로 옳은 것은?

① 일반회계와 특별회계
② 예비비와 기금
③ 일반회계와 기금
④ 준예산과 특별회계

MEMO

해커스공무원 실전동형모의고사 답안지

※ 시험감독관 서명
(성명을 정자로 기재할 것)

책임감독관 서명

성명	
자필성명	본인 성명 기재
응시직렬	
응시지역	
시험장소	

생년월일

응시번호

컴퓨터용 흑색사인펜만 사용

[필적감정용 기재]
*아래 예시문을 옮겨 적으시오
본인은 OOO(응시자성명)임을 확인함

기재란

회차	

제1과목

문번				
1	①	②	③	④
2	①	②	③	④
3	①	②	③	④
4	①	②	③	④
5	①	②	③	④
6	①	②	③	④
7	①	②	③	④
8	①	②	③	④
9	①	②	③	④
10	①	②	③	④
11	①	②	③	④
12	①	②	③	④
13	①	②	③	④
14	①	②	③	④
15	①	②	③	④
16	①	②	③	④
17	①	②	③	④
18	①	②	③	④
19	①	②	③	④
20	①	②	③	④

제2과목

문번				
1	①	②	③	④
2	①	②	③	④
3	①	②	③	④
4	①	②	③	④
5	①	②	③	④
6	①	②	③	④
7	①	②	③	④
8	①	②	③	④
9	①	②	③	④
10	①	②	③	④
11	①	②	③	④
12	①	②	③	④
13	①	②	③	④
14	①	②	③	④
15	①	②	③	④
16	①	②	③	④
17	①	②	③	④
18	①	②	③	④
19	①	②	③	④
20	①	②	③	④

제3과목

문번				
1	①	②	③	④
2	①	②	③	④
3	①	②	③	④
4	①	②	③	④
5	①	②	③	④
6	①	②	③	④
7	①	②	③	④
8	①	②	③	④
9	①	②	③	④
10	①	②	③	④
11	①	②	③	④
12	①	②	③	④
13	①	②	③	④
14	①	②	③	④
15	①	②	③	④
16	①	②	③	④
17	①	②	③	④
18	①	②	③	④
19	①	②	③	④
20	①	②	③	④

제4과목

문번				
1	①	②	③	④
2	①	②	③	④
3	①	②	③	④
4	①	②	③	④
5	①	②	③	④
6	①	②	③	④
7	①	②	③	④
8	①	②	③	④
9	①	②	③	④
10	①	②	③	④
11	①	②	③	④
12	①	②	③	④
13	①	②	③	④
14	①	②	③	④
15	①	②	③	④
16	①	②	③	④
17	①	②	③	④
18	①	②	③	④
19	①	②	③	④
20	①	②	③	④

제5과목

문번				
1	①	②	③	④
2	①	②	③	④
3	①	②	③	④
4	①	②	③	④
5	①	②	③	④
6	①	②	③	④
7	①	②	③	④
8	①	②	③	④
9	①	②	③	④
10	①	②	③	④
11	①	②	③	④
12	①	②	③	④
13	①	②	③	④
14	①	②	③	④
15	①	②	③	④
16	①	②	③	④
17	①	②	③	④
18	①	②	③	④
19	①	②	③	④
20	①	②	③	④

해커스공무원 실전동형모의고사 답안지

성명	
자필성명	본인 성명 기재
응시직렬	
응시지역	
시험장소	

[필적감정용 기재]
*아래 예시문을 옮겨 적으시오
본인은 OOO(응시자성명)임을 확인함

기 재 란

책형

※ 시험감독관 서명
(성명을 정자로 기재할 것)

책임감독관 사용

응시번호

생년월일

문번	제1과목				제2과목				제3과목				제4과목				제5과목			
1	①	②	③	④	①	②	③	④	①	②	③	④	①	②	③	④	①	②	③	④
2	①	②	③	④	①	②	③	④	①	②	③	④	①	②	③	④	①	②	③	④
3	①	②	③	④	①	②	③	④	①	②	③	④	①	②	③	④	①	②	③	④
4	①	②	③	④	①	②	③	④	①	②	③	④	①	②	③	④	①	②	③	④
5	①	②	③	④	①	②	③	④	①	②	③	④	①	②	③	④	①	②	③	④
6	①	②	③	④	①	②	③	④	①	②	③	④	①	②	③	④	①	②	③	④
7	①	②	③	④	①	②	③	④	①	②	③	④	①	②	③	④	①	②	③	④
8	①	②	③	④	①	②	③	④	①	②	③	④	①	②	③	④	①	②	③	④
9	①	②	③	④	①	②	③	④	①	②	③	④	①	②	③	④	①	②	③	④
10	①	②	③	④	①	②	③	④	①	②	③	④	①	②	③	④	①	②	③	④
11	①	②	③	④	①	②	③	④	①	②	③	④	①	②	③	④	①	②	③	④
12	①	②	③	④	①	②	③	④	①	②	③	④	①	②	③	④	①	②	③	④
13	①	②	③	④	①	②	③	④	①	②	③	④	①	②	③	④	①	②	③	④
14	①	②	③	④	①	②	③	④	①	②	③	④	①	②	③	④	①	②	③	④
15	①	②	③	④	①	②	③	④	①	②	③	④	①	②	③	④	①	②	③	④
16	①	②	③	④	①	②	③	④	①	②	③	④	①	②	③	④	①	②	③	④
17	①	②	③	④	①	②	③	④	①	②	③	④	①	②	③	④	①	②	③	④
18	①	②	③	④	①	②	③	④	①	②	③	④	①	②	③	④	①	②	③	④
19	①	②	③	④	①	②	③	④	①	②	③	④	①	②	③	④	①	②	③	④
20	①	②	③	④	①	②	③	④	①	②	③	④	①	②	③	④	①	②	③	④

해커스공무원 실전동형모의고사 답안지

컴퓨터용 흑색사인펜만 사용

성명	
자필성명	본인 성명 기재
응시직렬	
응시지역	
시험장소	

호차

※ 시험감독관 서명
(성명을 정자로 기재할 것)

감독관 확인용

응시번호

생년월일

문번	제1과목				
1	①	②	③	④	
2	①	②	③	④	
3	①	②	③	④	
4	①	②	③	④	
5	①	②	③	④	
6	①	②	③	④	
7	①	②	③	④	
8	①	②	③	④	
9	①	②	③	④	
10	①	②	③	④	
11	①	②	③	④	
12	①	②	③	④	
13	①	②	③	④	
14	①	②	③	④	
15	①	②	③	④	
16	①	②	③	④	
17	①	②	③	④	
18	①	②	③	④	
19	①	②	③	④	
20	①	②	③	④	

문번	제2과목				
1	①	②	③	④	
2	①	②	③	④	
3	①	②	③	④	
4	①	②	③	④	
5	①	②	③	④	
6	①	②	③	④	
7	①	②	③	④	
8	①	②	③	④	
9	①	②	③	④	
10	①	②	③	④	
11	①	②	③	④	
12	①	②	③	④	
13	①	②	③	④	
14	①	②	③	④	
15	①	②	③	④	
16	①	②	③	④	
17	①	②	③	④	
18	①	②	③	④	
19	①	②	③	④	
20	①	②	③	④	

문번	제3과목				
1	①	②	③	④	
2	①	②	③	④	
3	①	②	③	④	
4	①	②	③	④	
5	①	②	③	④	
6	①	②	③	④	
7	①	②	③	④	
8	①	②	③	④	
9	①	②	③	④	
10	①	②	③	④	
11	①	②	③	④	
12	①	②	③	④	
13	①	②	③	④	
14	①	②	③	④	
15	①	②	③	④	
16	①	②	③	④	
17	①	②	③	④	
18	①	②	③	④	
19	①	②	③	④	
20	①	②	③	④	

문번	제4과목				
1	①	②	③	④	
2	①	②	③	④	
3	①	②	③	④	
4	①	②	③	④	
5	①	②	③	④	
6	①	②	③	④	
7	①	②	③	④	
8	①	②	③	④	
9	①	②	③	④	
10	①	②	③	④	
11	①	②	③	④	
12	①	②	③	④	
13	①	②	③	④	
14	①	②	③	④	
15	①	②	③	④	
16	①	②	③	④	
17	①	②	③	④	
18	①	②	③	④	
19	①	②	③	④	
20	①	②	③	④	

문번	제5과목				
1	①	②	③	④	
2	①	②	③	④	
3	①	②	③	④	
4	①	②	③	④	
5	①	②	③	④	
6	①	②	③	④	
7	①	②	③	④	
8	①	②	③	④	
9	①	②	③	④	
10	①	②	③	④	
11	①	②	③	④	
12	①	②	③	④	
13	①	②	③	④	
14	①	②	③	④	
15	①	②	③	④	
16	①	②	③	④	
17	①	②	③	④	
18	①	②	③	④	
19	①	②	③	④	
20	①	②	③	④	

해커스공무원 실전동형모의고사 답안지

성명	
자필성명	본인 성명 기재
응시직렬	
응시지역	
시험장소	

[필적감정용 기재]
*아래 예시문을 옮겨 적으시오
본인은 OOO(응시자성명)임을 확인함

기 재 란

회차

※ 시험감독관 서명
(성명을 정자로 기재할 것)

적색 볼펜만 사용

생 년 월 일

응 시 번 호

제1과목

문번				
1	①	②	③	④
2	①	②	③	④
3	①	②	③	④
4	①	②	③	④
5	①	②	③	④
6	①	②	③	④
7	①	②	③	④
8	①	②	③	④
9	①	②	③	④
10	①	②	③	④
11	①	②	③	④
12	①	②	③	④
13	①	②	③	④
14	①	②	③	④
15	①	②	③	④
16	①	②	③	④
17	①	②	③	④
18	①	②	③	④
19	①	②	③	④
20	①	②	③	④

제2과목

문번				
1	①	②	③	④
2	①	②	③	④
3	①	②	③	④
4	①	②	③	④
5	①	②	③	④
6	①	②	③	④
7	①	②	③	④
8	①	②	③	④
9	①	②	③	④
10	①	②	③	④
11	①	②	③	④
12	①	②	③	④
13	①	②	③	④
14	①	②	③	④
15	①	②	③	④
16	①	②	③	④
17	①	②	③	④
18	①	②	③	④
19	①	②	③	④
20	①	②	③	④

제3과목

문번				
1	①	②	③	④
2	①	②	③	④
3	①	②	③	④
4	①	②	③	④
5	①	②	③	④
6	①	②	③	④
7	①	②	③	④
8	①	②	③	④
9	①	②	③	④
10	①	②	③	④
11	①	②	③	④
12	①	②	③	④
13	①	②	③	④
14	①	②	③	④
15	①	②	③	④
16	①	②	③	④
17	①	②	③	④
18	①	②	③	④
19	①	②	③	④
20	①	②	③	④

제4과목

문번				
1	①	②	③	④
2	①	②	③	④
3	①	②	③	④
4	①	②	③	④
5	①	②	③	④
6	①	②	③	④
7	①	②	③	④
8	①	②	③	④
9	①	②	③	④
10	①	②	③	④
11	①	②	③	④
12	①	②	③	④
13	①	②	③	④
14	①	②	③	④
15	①	②	③	④
16	①	②	③	④
17	①	②	③	④
18	①	②	③	④
19	①	②	③	④
20	①	②	③	④

제5과목

문번				
1	①	②	③	④
2	①	②	③	④
3	①	②	③	④
4	①	②	③	④
5	①	②	③	④
6	①	②	③	④
7	①	②	③	④
8	①	②	③	④
9	①	②	③	④
10	①	②	③	④
11	①	②	③	④
12	①	②	③	④
13	①	②	③	④
14	①	②	③	④
15	①	②	③	④
16	①	②	③	④
17	①	②	③	④
18	①	②	③	④
19	①	②	③	④
20	①	②	③	④

최성희

약력

한양대학교 간호학 박사
현 | 해커스공무원 보건직·간호직 강의
현 | 해커스독학사 간호학 강의

저서

해커스공무원 최성희 공중보건 기본서
해커스공무원 최성희 보건행정 기본서
해커스공무원 최성희 공중보건 실전동형모의고사
해커스공무원 최성희 보건행정 실전동형모의고사

2025 최신개정판

해커스공무원
최성희
보건행정
실전동형모의고사

개정 2판 1쇄 발행 2025년 3월 24일

지은이	최성희 편저
펴낸곳	해커스패스
펴낸이	해커스공무원 출판팀

주소	서울특별시 강남구 강남대로 428 해커스공무원
고객센터	1588-4055
교재 관련 문의	gosi@hackerspass.com
	해커스공무원 사이트(gosi.Hackers.com) 교재 Q&A 게시판
	카카오톡 플러스 친구 [해커스공무원 노량진캠퍼스]
학원 강의 및 동영상강의	gosi.Hackers.com

ISBN	979-11-7244-896-7 (13510)
Serial Number	02-01-01

공무원 교육 1위,
해커스공무원 gosi.Hackers.com

⌂ 해커스공무원

· **해커스공무원 학원 및 인강**(교재 내 인강 할인쿠폰 수록)
· 해커스 스타강사의 **공무원 보건행정 무료 특강**
· 정확한 성적 분석으로 약점 극복이 가능한 **합격예측 온라인 모의고사**(교재 내 응시권 및 해설강의 수강권 수록)
· 내 점수와 석차를 확인하는 **모바일 자동 채점 및 성적 분석 서비스**
· 실전 감각을 극대화하는 **OMR 답안지**

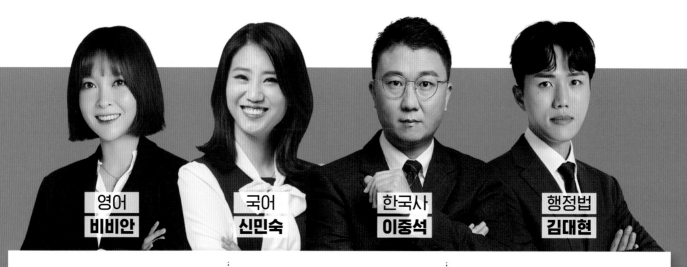
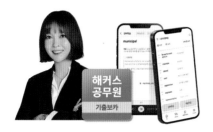
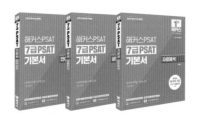
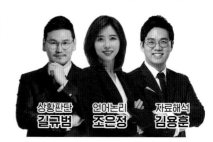
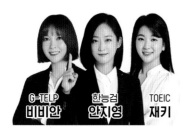
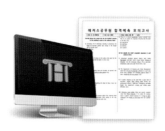
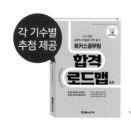

2025 최신개정판

해커스공무원
최성희
보건행정 실전동형모의고사

약점 보완 해설집

해커스공무원

최성희
보건행정

약점 보완 해설집

해커스공무원

최성희

약력

한양대학교 간호학 박사
현 | 해커스공무원 보건직·간호직 강의
현 | 해커스독학사 간호학 강의

저서

해커스공무원 최성희 공중보건 기본서
해커스공무원 최성희 보건행정 기본서
해커스공무원 최성희 공중보건 실전동형모의고사
해커스공무원 최성희 보건행정 실전동형모의고사

: 목차

실전동형모의고사

실전동형
모의고사

▶ 정답
p. 8

01	④	I	06	③	II	11	②	I	16	④	II
02	④	III	07	②	I	12	④	I	17	③	III
03	④	I	08	①	I	13	②	II	18	①	III
04	②	II	09	②	II	14	②	II	19	④	III
05	④	II	10	②	II	15	①	II	20	①	II

▶ 취약 단원 분석표

단원	맞힌 답의 개수
I	/ 6
II	/ 10
III	/ 4
TOTAL	/ 20

I 보건행정의 이론적 기초 / II 보건행정의 기획과 정책제도 / III 보건행정의 과정

---

01 건강과 질병 관련 모형 정답 ④

① [×] 총체적 모델
⇨ 총체적 모델은 질병이 다양한 복합요인에 의해 발생하며, 치료의 목적은 단순히 질병을 제거하는 것만이 아니라 개인이 더 나은 건강을 성취할 수 있도록 건강을 증진시키고, 자기관리능력을 향상 · 확대시키는 것이라고 보는 모형이다. 구성요소로는 환경, 생활습관, 인체생리, 보건의료시스템이 있다.

② [×] 생태학적 모델
⇨ 생태학적 모델은 질병을 인간을 포함한 생태계 각 구성요소들 간의 상호작용의 결과가 인간에게 나타난 것이라고 보고, 병인 (Agent), 숙주요인(Host Factors), 환경요인(Environmental Factors)으로 구성된다.

③ [×] 세계보건기구 모델
⇨ 세계보건기구 모델은 단순히 질병이나 질환이 없는 상태를 넘어 신체적, 정신적, 사회적 안녕이 완전히 이루어진 상태를 설명한 모델이다.

❹ [○] 사회생태학적 모델
⇨ 사회생태학적 모델은 개인의 사회적, 심리학적 행태적 요인을 중시하는 모형으로 숙주요인, 외부환경요인, 개인행태요인이 주요 요소이다.

---

02 현대적 예산의 원칙 정답 ④

① [×] 공개성의 원칙
⇨ 공개성의 원칙이란 예산의 편성 · 심의 · 집행 등에 관한 정보를 공개해야 한다는 것이다.

② [×] 정확성의 원칙
⇨ 정확성의 원칙이란 예산이 정확하고 엄밀하게 표시되어야 한나는 것이다.

③ [×] 사전의결의 원칙
⇨ 사전의결의 원칙이란 예산은 지출이 행해지기 전에 국회에 제출되고 심의 · 의결되어야 한다는 것이다.

❹ [○] 행정부책임의 원칙
⇨ 행정부책임의 원칙이란 행정수반의 지휘와 감독하에 입법부의 의도에 따라 가장 효과적인 방법으로 집행할 책임이 행정부에 있다는 것이다. 이는 현대적 예산의 원칙이다.

---

03 공급촉진정책 정답 ④

① [×] 본인일부부담을 적용한다.
⇨ 수요(소비)규제정책에는 진단과 검사, 처치를 하는 데 있어서 효과적이지 않거나 상대적으로 비싼 의료장비 등의 사용을 억제하는 정책 또는 진료비 중 본인에게 일부 부담시키는 정책이 있다.

② [×] 노인에 한해서 보험급여로 의치를 지원한다.
⇨ 수요(소비)촉진정책이다.

③ [×] 건강보험급여화 정책을 실시한다.
⇨ 수요(소비)촉진정책에는 건강보험급여화 정책을 실시하는 것이 있다.

❹ [○] 의료취약지역에 대해 의료시설을 확충한다.
⇨ 공급촉진정책에는 의료취약지역에 대한 의료시설의 확충, 취약지역에 의료기관 개설 시 세금 감면, 금융지원 등의 재정정책 등이 있다

---

04 사회보장제도 정답 ②

① [×] 선별주의를 선택, 적용하였다.
⇨ 사회보장서비스는 모든 대상에게 적용하는 보편주의를 선택, 적용하고 있다.

❷ [○] 국영의료제도인 국민보건서비스(NHS)를 도입하였다.
⇨ 모든 국민에게 태어날 때(요람)부터 사망할 때(무덤)까지 무료로 서비스를 제공하는 국영의료제도인 국민보건서비스(NHS)를 도입하였다.

③ [X] 특정 대상층을 선정하여 혜택을 주었다.
　⇨ 모든 대상자에게 혜택을 주었다.
④ [X] 소득보장과 의료보장만 가능하다.
　⇨ 영국의 베버리지의 사회보장제도는 실업, 질병, 또는 부상으로 인하여 수입이 중단된 경우나 노령에 의한 퇴직이나 부양책임자의 사망으로 인한 부양의 상실에 대비하고 나아가 출생, 사망, 결혼 등에 관련된 특별한 지출을 감당하기 위한 소득보장이다.

---

05   우리나라 사회보험의 특징   정답 ④

① [O] 사회 전체의 공익을 추구하는 사회적 제도이다.
　⇨ 사회보험은 사회 전체의 공익을 추구하며 국가가 사회정책을 수행하기 위해 보험의 원리와 방식을 도입하여 만든 사회경제제도이다.
② [O] 위험의 발생으로 야기되는 결과를 보증하는 것을 의미한다.
　⇨ 사회보험은 불확실한 미래의 위험발생으로 인한 결과를 예방하기 위한 수단이다.
③ [O] 국가가 적극적으로 개입하여 분배의 공정성을 추구하고 있다.
　⇨ 사회보험은 국가가 적극적으로 개입하여 사회 연대성과 가입의 강제성을 강조하여 분배의 공정성을 추구하고 있다.
❹ [X] 재원은 가입자 모두 같은 보험료가 조달되는 것이 원칙이다.
　⇨ 재원은 가입자마다 소득에 따라 차등 부과하여 보험료가 조달되는 것이 원칙이다.

---

06   국민연금   정답 ③

❸ [O] 국민연금
　⇨ 국민연금의 설명이다.

📄 **국민연금**

1. 국민연금은 장기보험으로 최소 가입기간인 10년(120개월)을 채웠다면 수급 연령의 생일 다음 달부터 받을 수 있다. 만일 가입기간이 10년이 되지 않았다면 추가납부제도를 통해서 10년 이상으로 가입기간을 늘린 후에 연금을 받을 수 있는 장기보험이다.
2. 물가상승률을 반영하는 수정적립식 방식이다.
3. 보험료 관장은 국민연금공단에서 관리한다.
4. 시행시기는 우리나라 5대 사회보험 중 3번째로 실시되었다.
우리나라 5대 사회보험의 시행시기는 산재보험 → 건강보험 → 연금보험 → 고용보험 → 노인장기요양보험이다. 즉, 국민연금은 우리나라 5대 사회보험 중 3번째로 실시되었다.

---

07   테리스(Terris)의 보건의료체계 유형   정답 ②

① [X] 공적부조형
　⇨ 공적부조형은 국민들이 보건의료를 조달할 능력이 없기 때문에 제공하는 서비스이며, 1차 보건의료 중심의 서비스에 한정한다.

❷ [O] 의료보험형
　⇨ 의료보험형은 국민들이 스스로 의료비 조달이 가능할 때 제공하며, 전국민의료보험을 실시하는 것이다.
③ [X] 사회주의형
　⇨ 사회주의형은 프라이(Fry)의 보건의료전달체계 분류의 하나이며, 의료자원과 의료서비스의 균등한 분포와 균등한 기회를 중시한다. 국가의 중앙집권적인 관리와 배분이 이루어진다.
④ [X] 국민보건서비스형
　⇨ 국민보건서비스형은 보건의료서비스는 무료로 하고, 보건의료자원을 국유화로 운영 중이다.

---

08   사회보험(NHI)의 특징   정답 ①

❶ [X] 정부의 일반조세로 운영한다.
　⇨ 국민보건의료서비스(NHS)는 정부가 일반조세로 재원을 마련하여 모든 국민에게 무상으로 의료를 제공하는 국가의 직접적인 의료관장방식으로, 일명 조세방식 또는 베버리지방식이라고 한다.

---

09   현물급여의 종류   정답 ②

① [X] 요양비, 상병수당
　⇨ 현금급여
❷ [O] 요양급여, 건강검진
　⇨ 현물급여
③ [X] 장제비, 요양비
　⇨ 현금급여
④ [X] 상병수당, 장애인보조기기급여비
　⇨ 현금급여

---

10   「국민건강보험법」 제10조   정답 ④

❹ [X] 국내에 거주하지 아니하게 된 날
　⇨ 국내에 거주하지 아니하게 된 날의 다음 날

「국민건강보험법」 제10조 【자격의 상실 시기 등】 ① 가입자는 다음 각 호의 어느 하나에 해당하게 된 날에 그 자격을 잃는다.
1. 사망한 날의 다음 날
2. 국적을 잃은 날의 다음 날
3. 국내에 거주하지 아니하게 된 날의 다음 날
4. 직장가입자의 피부양자가 된 날
5. 수급권자가 된 날
6. 건강보험을 적용받고 있던 사람이 유공자등 의료보호대상자가 되어 건강보험의 적용배제신청을 한 날
② 제1항에 따라 자격을 잃은 경우 직장가입자의 사용자와 지역가입자의 세대주는 그 명세를 보건복지부령으로 정하는 바에 따라 자격을 잃은 날부터 14일 이내에 보험자에게 신고하여야 한다.

11 프라이(Fry)의 보건의료전달체계 정답 ②

① [×] 자유경쟁에 기인한 자원낭비의 방지
⇨ 의료기관의 국유화로 국가가 간섭하여 자유경쟁에 기인한 자원낭비의 방지할 수 있다.
❷ [O] 공급자측의 경쟁에 따른 보건의료서비스 수준의 향상
⇨ 공급자측의 경쟁에 따른 보건의료서비스 수준의 향상은 자유방임형에 대한 설명이다.
③ [×] 공공재로서의 보건의료개념의 구현
⇨ 국민 전체가 무료서비스를 받음으로써 공공재로서의 보건의료개념을 구현한다.
④ [×] 의료이용과 의료비의 통제가능
⇨ 주로 정부가 주체가 되어 보건기획 및 자원을 효율적으로 활용하므로 의료이용과 의료비가 통제가능하다.

12 우리나라 의료전달체계 정답 ④

① [O] 의료기관 간의 기능 분담 결여
⇨ 자유방임형이 적용되기 때문에 의료기관 간의 기능 분담이 결여된다.
② [O] 전문의와 일반의의 기능 미분담
⇨ 전문의와 일반의의 기능 미분담으로 전문의도 일반병원을 자유롭게 개업하는 현상이 초래된다.
③ [O] 공급의 부적정성 및 의료기관 간 경쟁 심화
⇨ 도시 중심으로 의료기관이 밀집되어 있어 공급의 부적정성 및 의료기관 간 경쟁심화현상이 나타난다.
❹ [×] 일반의 배출 증가로 기능 분담 부재
⇨ 대부분 우리나라는 일반의보다 전문의 배출이 높고 그 전문의가 개원하는 비중이 높기 때문에 의료의 발전이 저해되는 현상을 초래한다.

13 의료이용 증가 요인 정답 ②

① [O] 의료공급자원의 증가
⇨ 병·의원이 증가하여 의료공급자원이 증가하기 때문에 자연스럽게 병상을 채우기 위한 도덕적 해이가 발생하거나 대상자들의 역선택이 발생하여 의료이용이 증가하게 된다.
❷ [×] 공중위생의 진보
⇨ 공중위생의 진보가 되면 예방이 강조되어 대상자들의 건강이 증진되므로 치료 중심의 의료이용은 증가하지 않는다.
③ [O] 노령인구 증가
⇨ 노령인구와 만성 질환은 함께 증가하고 있어 의료이용이 증가한다.
④ [O] 신약 개발
⇨ 신약 개발로 새로운 치료제가 개발이 되면 그 치료제를 사용하기 위하여 의료이용이 증가한다.

14 재분배정책의 요인 정답 ②

① [×] 무의촌에 대한 보건진료
⇨ 분배정책은 특정한 개인, 기업체, 조직, 지역사회에 공공서비스와 편익을 분배하는 것으로 무의촌에 대한 보건진료도 이에 해당된다.
❷ [O] 영세민 취로사업이나 임대주택의 건설
⇨ 영세민 취로사업이나 임대주택의 건설은 재분배정책 중 하나이다.
③ [×] 의료취약지역의 의료기관에 대한 정부보조
⇨ 의료취약지역 의료기관에 대한 정부보조, 수출 특혜, 금융, 농·어업장려금, 지방자치단체에 대한 국가보조금 지급, 주택자금의 대출, 택지 분양 등이 분배정책에 해당된다.
④ [×] 지역사회에 공공서비스와 편익 배분
⇨ 분배정책은 국가가 국민에게 이익과 서비스를 분배해주는 정책을 말한다.

15 정책과정의 단계 정답 ①

❶ [O] 정책의제형성단계
⇨ 정책의제형성단계는 많은 사회문제 중 일정한 문제에 정책적 해결이 필요하여 정부정책결정기구의 관심 대상으로 부각되고, 그것이 정책결정체제의 정책결정 대상항목으로 선정 혹은 채택되는 과정이다.
② [×] 정책결정단계
⇨ 정책결정단계는 의제형성과정에 의해 채택된 정책의제를 그 해결책을 강구한 정책으로 바꾸어 나가는 정책의 작성이나 정책분석이 활용되는 정책수립과정이다.
③ [O] 정책집행단계
⇨ 정책집행단계는 정책결정체제가 작성, 산출한 정책을 정책집행기관이 이를 환경에 적용, 실현해 가는 과정이다.
④ [O] 정책평가단계
⇨ 정책평가단계는 정책평가를 담당한 개인이나 집단 혹은 정부의 기관이 대상정책의 내용 및 정책의 형성과정과 집행과정은 물론, 집행 결과로 나타난 정책의 성과 등을 탐지하여 일정한 평가 기준에 따라 심사하고 평가하며, 시정조치를 취해가는 과정이다.

16 만족모형의 한계점 정답 ④

① [×] 매몰비용의 함정이 있다.
⇨ 합리모형은 의사결정이 인간의 이성과 합리성에 근거하여 이루어진다고 가정한 이론이다. 의사결정 중 어느 시기에 어떤 일을 착수하여 경비나 시간·노력을 들인 경우, 장래의 대안을 선택할 수 있는 범위가 제약을 받을 수밖에 없는 것으로 매몰비용의 함정이 있다.
② [×] 인간의 주관적 합리성이 한계이다.
⇨ 합리모형은 과학적 분석에만 주력하므로 인간의 주관적 가치 판단을 무시하고 있어 주관적 합리성의 한계가 있다.

③ [×] 정책결정과 관련된 모든 정보를 동원하기엔 인간의 능력과 시간적인 한계가 있다.
⇨ 합리모형은 인간은 완벽한 미래예측능력이 없으며 지적능력에도 한계가 있으므로 완전한 대안을 선택 및 발견하는 과정에서 시간과 비용이 많이 소요된다.
❹ [○] 보수주의에 빠지기 쉬워서 변동과 혁신을 설명하기 곤란하다.
⇨ 보수주의에 빠지기 쉬워서 변동과 혁신을 설명하기 곤란한 것은 만족모형에 대한 설명이다.

17 벤치마케팅 정답 ③

① [×] 리스트럭처링
⇨ 리스트럭처링은 급변하는 환경에 대응하고 생산성과 경쟁력을 확보하기 위해 조직 구조를 혁신적으로 재구축하는 것이다.
② [×] 리엔지니어링
⇨ 리엔지니어링은 현재의 기능이나 부서별로 분화된 과업중심적인 구조에서 고객가치를 증가시키는 프로세스 중심으로 재편성하는 것이다.
❸ [○] 벤치마케팅
⇨ '우물 안 사고'에서 벗어나 자신보다 탁월한 상대를 목표로 그 성과를 비교-분석하고, 그러한 성과의 차이를 가져오는 운영방식을 체득하여 조직의 혁신을 도모하는 경영혁신기법이다. 남으로부터 배운다는 자세이다.
④ [×] SWOT
⇨ SWOT은 조직의 내·외적 환경에 대한 강점과 약점, 기회와 위협을 분석하여 핵심과제를 도출하는 전략이다.

18 계층제의 원리 정답 ①

❶ [○] 계층제의 원리
⇨ 계층제의 원리는 구성원 간 상하의 등급, 즉 계층을 설정하여 각 계층 간에 권한과 책임을 배분하고 명령계통과 지휘·감독체계를 확립하는 것이다.
② [×] 통솔범위의 원리
⇨ 통솔범위의 원리는 한 사람의 관리자가 능률적이고 효과적으로 통제할 수 있는 부하직원의 수 또는 조직단위의 수를 능가해서는 안 된다는 원리이다.
③ [×] 전문화의 원리
⇨ 전문화의 원리는 업무를 세분화하여 반복적, 기계적, 단순화하는 것은 분업-전문화의 원리에 대한 설명이다.
④ [×] 명령통일의 원리
⇨ 명령통일의 원리는 한 사람의 상관에게 명령을 받는다는 것이다.

19 MBO 정답 ④

① [○] Y이론적 관리방식을 적용한다.
⇨ 목표설정 시 구성원을 참여시키는 Y이론적 관리방식을 적용하고 있다.
② [○] 관료제의 역기능을 보완한다.
⇨ 관료제의 역기능 보완하여 자신의 업무를 스스로 결정하고 관리자의 지지를 받아 수행함으로써, 근로의욕 향상, 신규직원들의 조직 내 동화가 용이하다.
③ [○] 결과측정이 객관적으로 용이하다.
⇨ 목표의 수량적 성과 달성에만 관심을 두기 때문에 결과측정이 객관적으로 용이하다.
❹ [×] 장기적이고 질적인 목표에 치중한다.
⇨ 단기적이고 양적인 목표에 치중한다.

20 SWOT 정답 ①

❶ [○] S(내적 강점): 최첨단 의료시설과 장비
⇨ S(내적 강점)는 조직의 목표 달성을 돕는 조직의 내적인 속성으로 최첨단 의료시설과 장비를 갖고 있는 것은 강점에 속한다.
② [×] W(내적 약점): 지리적인 접근의 용이
⇨ W(내적 약점)는 조직의 목표 달성을 어렵게 하는 조직의 내적인 속성으로 지리적인 접근이 용이한 것은 S(내적 강점)에 해당된다.
③ [×] O(외적 기회): 낮은 보험수가
⇨ O(외적 기회)는 조직의 목표 달성을 돕는 조직의 외적인 조건으로 낮은 보험수가는 T(외적 위협)이다.
④ [×] T(외적 위협): 의료수요의 증가
⇨ T(외적 위협)는 조직의 목표 달성을 어렵게 하거나 위협하는 조직의 외적인 조건이다. 의료수요의 증가는 O(외적 기회)이다.

▶ 정답

p. 12

01	①	I	06	③	III	11	③	I	16	③	III
02	③	III	07	③	III	12	①	I	17	①	III
03	③	III	08	③	III	13	②	I	18	③	III
04	②	III	09	④	II	14	③	I	19	②	III
05	③	III	10	①	III	15	③	III	20	②	III

▶ 취약 단원 분석표

단원	맞힌 답의 개수
I	/ 5
II	/ 1
III	/ 14
TOTAL	/ 20

I 보건행정의 이론적 기초 / II 보건행정의 기획과 정책제도 / III 보건행정의 과정

---

01 조선시대의 의료시설 정답 ①

❶ [O] 혜민국
⇨ 혜민국은 고려시대의 서민의료를 담당했다.
② [X] 혜민서
⇨ 혜민서는 조선시대에 의약의 수납과 일반서민들의 구료사업을 담당했다.
③ [X] 내의원
⇨ 내의원은 조선시대에 왕실의료를 담당했다.
④ [X] 대비원
⇨ 대비원은 고려시대에 빈민이나 행려자 의료사업과 구제사업을 수행하고, 의식과 의약의 제공 및 감염병 사망자의 사체처리를 도맡아 담당했다.

02 거래적 리더십 정답 ③

① [X] 다른 사람의 공헌을 존중한다.
⇨ 변혁적 리더십은 다른 사람의 공헌을 존중하여 조직 발전을 위한 구성원의 질적인 변화를 추구한다.
② [X] 타인에 대해 긍정적인 기대를 한다.
⇨ 변혁적 리더십에서는 타인에 대한 긍정적인 기대를 하며 직무만족도, 조직몰입도, 업무성과도가 높다.
❸ [O] 리더와 부하 사이에 적절한 보상이 있다.
⇨ 리더와 부하 사이의 적절한 보상은 거래적 리더십의 특징이다.
④ [X] 조직의 미래에 대한 비전을 제시한다.
⇨ 변혁적 리더십은 조직의 미래에 대한 비전을 제시하고, 구성원들이 가능하다고 생각하는 것보다 높은 수준의 동기를 촉진하고 고무한다.

03 실적주의의 특징 정답 ③

① [X] 신분불안
⇨ 신분불안은 정권교체가 일어나기 때문에 행정의 계속성, 일관성 및 안정성 등에 문제가 발생하는 것이다.
② [X] 정당정치 발전
⇨ 정당정치 발전은 엽관주의의 특징이다.
❸ [O] 기회균등과 공개경쟁시험
⇨ 기회균등과 공개경쟁시험은 실적주의의 특징이다.
④ [X] 행정의 비능률 초래위험성
⇨ 정권창출에 공헌한 사람들을 임용하기 때문에 불필요한 관직이 증설되어 재정의 낭비를 가져오니, 행정의 비능률을 초래한다는 위험성이 있다.

04 인사고과의 평정방법 정답 ②

① [X] 연쇄효과
⇨ 연쇄효과는 후광효과이다. 즉, 피고과자의 긍정적 인상에 기초하여 평가 시 어느 특정 요소의 우수함으로 인해 다른 평가요소에서도 높은 평가를 받는 경향을 의미한다.
❷ [O] 강제배분법
⇨ 강제배분법은 고과자의 중심화 경향을 방지하기 위해 사전에 평가의 범위와 수를 결정해 놓고 강제로 할당하는 방법이다.
③ [X] 논리적 착오
⇨ 논리적 착오는 관련성 있는 고과요소에 동일한 평가를 하거나 유사한 평가를 하는 경향을 말한다.
④ [X] 대비오차
⇨ 대비오차는 어떤 사람의 고과결과가 다른 사람의 고과결과에 영향을 미치거나, 이전의 고과결과가 현재의 고과결과에 영향을 미치는 경우를 말한다.

05 보수체계 정답 ③

① [×] 성과급
⇨ 근로자의 작업에 대한 노력 및 능률의 정도를 고려하여 높은 능률의 근로자에게는 높은 임금을 지급함으로써 그들의 생활을 보장하는 동시에 노동생산성을 향상시키고자 하는 임금형태이다.
② [×] 직무급
⇨ 직무급은 인건비 상승 및 보수에 공평하게 배분을 달성할 수 있다.
❸ [○] 직능급
⇨ 직능급은 능력에 따라 승급하고 연공에 따라 호봉이 상승하는 보수체계로 유능한 인재확보가 가능하다.
④ [×] 연공급
⇨ 연공급은 서열의식이 강한 집단에 적용이 가능하다.

06 예산의 기능 정답 ③

① [×] 통제 기능
⇨ 통제 기능은 계획대로 따르도록 하는 안내서 역할을 한다. 결산과정을 통해 관리자들은 예산의 성공적 수행 여부와 성공과 실패의 이유를 파악하는 평가의 역할을 수행한다.
② [×] 관리 기능
⇨ 중앙예산기관은 각 부처의 사업계획의 검토, 평가와 이에 소요되는 경비의 사정을 통하여 계획과 예산을 일치시킨다는 점에서 관리적 기능을 갖는다.
❸ [○] 기획 기능
⇨ 기획 기능은 장기적 계획과 단기적 예산편성을 유기적으로 연계시켜 효율적인 자원배분을 결정하는 데 그 목적이 있다.
④ [×] 경제적 기능
⇨ 경제적 기능으로는 경제안전 기능, 경제성장촉진 기능, 소득재분배 기능, 자원배분 기능이 있다.

07 예산방법 정답 ③

① [×] 품목별 예산제도
⇨ 품목별 예산제도는 조직의 운영을 위한 종합적 계획이자 통제의 수단, 용역이나 물품에 중점을 두거나 지출의 대상·성질을 기준으로 지출예산의 금액을 나타냄으로써 지출을 통제하고 부패를 방지하며 절약과 능률을 향상시키는 예산제도이다.
② [×] 영기준예산제도
⇨ 영기준예산제도는 조직체의 모든 사업과 활동에 대해 영기준을 적용하여 각각의 효율성과 효과성, 중요성을 체계적으로 분석하여, 예산의 효율성과 탄력성을 확보할 수 있는 우선순위에 따라 실행 예산을 결정하는 예산제도이다.
❸ [○] 점진적 예산제도
⇨ 점진적 예산제도는 전 회계연도에서 총비용이 옳다는 가정 아래, 전년도의 비용에 차기 연도의 물가상승률과 이자율을 곱하여 차기 연도 예산을 세우는 방법이다.

④ [×] 기획예산제도
⇨ 기획예산제도는 장기적인 기획과 단기적인 예산편성을 유기적으로 연결시킴으로써 합리적인 자원 배분을 이루려는 제도이다.

08 전략방법 정답 ③

① [×] 벤치마킹
⇨ 벤치마킹은 제품, 서비스, 적업과정 등의 경쟁력을 갖추기 위하여 선두주자로 인정된 조직의 제품, 업무수행과정, 서비스 등과 비교하여 스스로를 개선시키는 과정이다. 내부적 벤치마킹, 경쟁적 벤치마킹, 선두그룹 벤치마킹으로 세분할 수 있다.
② [×] 리스트럭처링
⇨ 리스트럭처링은 급변하는 환경에 대응하고 생산성과 경쟁력을 확보하기 위해 조직 구조를 혁신적으로 재구축하는 것이다.
❸ [○] 틈새전략
⇨ 틈새전략은 경쟁에서 우위를 점하고, 시장에서의 확고한 위치를 차지하기 위해 조직이 보유하고 있는 기술, 생산, 재무, 마케팅 등 기능적 강점을 어느 주문에 어떻게 활용할 것인가를 결정하는 분석의 틀이다.
④ [×] 리엔지니어링
⇨ 리엔지니어링은 현재의 기능이나 부서별로 분화된 과업중심적인 구조에서 고객가치를 증가시키는 프로세스 중심으로 재편성하는 것을 의미한다.

09 보건프로그램의 우선순위 결정방법 정답 ④

① [×] Bryant
⇨ Bryant는 결핵, 나병, 성병, AIDS, 간염 등의 감염성 질환의 관리 사업에 적용한다.
② [×] PEARL
⇨ PEARL은 BPRS 계산 후 사업의 실현가능성 여부를 판단하는 기준이다
③ [×] PATCH
⇨ PATCH의 우선순위 결정기준은 중요성과 변화가능성을 건강문제의 우선순위로 결정하는 방법이다.
❹ [○] BPRS
⇨ BPRS는 지역사회의 서로 다른 건강문제의 상대적 중요성을 객관적 방식으로 제시하기 위해 개발된 방법이다. 모델 개발자인 할론과 피켓(Halon & Pickett)의 이름을 따서 Halon-Pickett 방법으로 $(A+2B) \times C$ 우선순위 평정공식이 있다.

10 허츠버그의 2요인이론 정답 ①

노동조건, 임금, 감독자와의 관계는 위생요인의 요소이다. 그 밖의 위생요인으로는 조직의 정책과 관리, 감독, 보수(임금), 대인관계(감독자와의 관계 또는 동료와의 관계), 근무조건(작업조건), 직위, 안전 등이 있다.

❶ [O] 성취감
⇨ 성취감은 동기요인의 요소이다. 그 밖의 동기요인으로는 인정감, 도전감, 책임감, 성장과 발전, 일 자체 등이 있다.

④ [X] 효율성(Efficiency)
⇨ 효율성(Efficiency)은 경제적인 합리성이라고도 하며, 한정된 자원을 얼마나 효율적으로 활용할 수 있는지를 의미한다.

11 건강의 결정요인 정답 ③

① [X] 유전적 요인
⇨ 유전적 요인은 가족 중에 유전적인 영향을 일으키는 질병을 가진 사람이 있는 경우, 그 영향을 받게 되는 것이다.
② [X] 환경적 요인
⇨ 환경적 요인은 개인의 속한 사회나 직장에서 유발되는 환경이 질병을 일으키는 데 작용한다는 것이다. 공기오염, 수질오염, 식품오염, 직장 내 유해한 작업환경이 건강에 중요한 영향을 미친다.
❸ [O] 생활습관
⇨ 생활습관은 흡연, 음주, 영양과잉섭취, 운동부족, 자세, 약물 오남용, 폭력 등의 생활습관이다.
④ [X] 보건의료서비스
⇨ 그 나라의 의료제도가 어떤지에 따라 국민들의 건강수준이 달라진다. 의료정책과 의료수가, 의료서비스 내용과 같은 보건의료적 요인도 건강에 영향을 미치는 요소이다.

12 의료기술의 복잡성에 따른 1차 의료서비스 정답 ①

❶ [O] 건강증진서비스
⇨ 건강증진서비스는 1차 의료서비스이다.
② [X] 급성 충수돌기염의 수술
⇨ 급성 충수돌기염의 수술은 2차 의료서비스이다.
③ [X] 제왕절개분만술
⇨ 제왕절개분만술은 2차 의료서비스이다.
④ [X] 전문적인 심장이식수술
⇨ 전문적인 심장이식수술은 3차 의료서비스이다.

13 마이어(Myers)의 의료 질의 구성요소 정답 ②

① [X] 접근용이성(Accessibility)
⇨ 접근용이성(Accessibility)은 환자가 보건의료를 필요로 할 때 쉽게 서비스를 이용할 수 있어야 한다는 것이다.
❷ [O] 질(Quality)
⇨ 질(Quality)은 각종 연수 교육, 학술잡지, 각종 학술모임 등을 통해 나날이 발전하는 연구를 통해 의료진들이 능력을 개발하고 적정한 의료서비스를 제공하여야 한다는 것이다.
③ [X] 지속성(Continuity)
⇨ 지속성(Continuity)은 의료이용자에게 공급되는 보건의료서비스의 제공이 예방, 진단 및 치료, 재활에 이르기까지 포괄적으로 이루어지는 것을 말한다.

14 국민연금 기금운용의 원칙 정답 ③

① [X] 수익성
⇨ 수익성은 가입자의 부담, 특히 미래세대의 부담을 완화하기 위하여, 가능한 한 많은 수익을 추구하여야 한다는 것이다.
② [X] 안정성
⇨ 안정성은 투자하는 자산의 전체 수익률 변동성과 손실위험이 허용되는 범위 안에 있도록 안정적으로 운용하여야 한다는 것이다.
❸ [O] 공공성
⇨ 공공성은 국민연금은 전 국민을 대상으로 하는 제도이고, 기금 적립규모가 국가경제에서 차지하는 비중이 크므로 국가경제 및 국내금융시장에 미치는 파급효과를 감안하여 운용하여야 한다는 것이다.
④ [X] 형평성
⇨ 형평성의 원칙은 없다. 그 밖의 국민연금 기금운용의 원칙 중 유동성의 원칙은 연금급여의 지급이 원활하도록 유동성을 고려하여 운용하여야 하며, 특히 투자한 자산의 처분 시 국내금융시장 충격이 최소화되는 방안을 사전에 강구하여야 한다는 것이다.

참고 지속가능성의 원칙은 투자자산의 지속가능성 제고를 위하여 환경, 사회, 지배구조 등의 요소를 고려하여 신의를 지켜 성실하게 운용하여야 한다는 것이다. 운용독립성은 상기 원칙에 따라 기금을 운용하여야 하며, 다른 목적을 위하여 이러한 원칙이 훼손되어서는 안 된다는 것이다.

15 계속비 정답 ③

① [X] 예비비
⇨ 예비비는 예측할 수 없는 예산 외의 지출 또는 예산초과 지출에 충당하기 위해서 계상된 경비로 총액으로 국회의 의결을 얻어야 한다.
② [X] 예산의 이월
⇨ 예산의 이월은 당해 연도 내에 사용하기 못한 예산을 다음 연도의 예산으로 넘겨 사용하는 것을 말한다.
❸ [O] 계속비
⇨ 계속비는 완성에 수년간 요하는 공사나 제조 및 연구개발사업에서 경비의 총액과 연부액을 정하여 미리 국회의 의결을 얻은 범위 내에서 수 년에 걸쳐 지출할 수 있는 경비이다.
④ [X] 예산의 이체
⇨ 예산의 이체는 정부조직 등에 관한 법령의 제정·개정 또는 폐지로 인하여 그 직무권한에 변동이 있는 경우, 예산의 집행에 관한 책임소관을 변경시키는 것이다.

16 조직이론: 과학적 관리이론   정답 ③

① [×] 체계이론
- ⇨ 체계이론은 조직을 하나의 개방체계인 시스템이며, 하나의 목적을 달성하기 위해 여러 요소가 연결되고 상호작용하는 결합체이다.

② [×] 인간관계론
- ⇨ 인간관계론은 과학적 관리론의 경영관리인 생산 중심을 비판하고 인간관계의 중요성을 중시한 이론이다. 호손실험을 계기로 인간관계론을 발전시켰다.

❸ [O] 과학적 관리이론
- ⇨ 과학적 관리이론은 시간동작 연구를 통해 근로자의 작업시간을 측정하고, 성과급제를 도입하였으며 업무의 표준화, 효율성, 생산성을 추구하였다.

④ [×] 상황이론
- ⇨ 상황이론은 조직 외부의 환경이 조직과 그 하위 시스템에 미치는 영향과 조직의 유효성이 높아지는 시스템 간의 관계를 설명하려는 이론이다.

17 직위분류제의 구성요소   정답 ①

❶ [O] 직렬
- ⇨ 직무의 종류가 유사하거나 그 곤란도, 책임의 정도가 상이한 직급의 군을 말한다.
- 예 보건직렬, 의무직렬, 의료기술직렬 등

② [×] 직류
- ⇨ 직류는 동일한 직렬 내에서의 담당 분야가 유사한 직위의 군을 말한다.

③ [×] 직군
- ⇨ 직군은 직무의 성질이 유사한 직렬의 군을 말한다

④ [×] 등급
- ⇨ 등급은 직무의 종류는 상이하지만 직무의 곤란도, 책임도와 자격요건이 유사하여 동일한 보수를 지급할 수 있는 모든 직위를 말한다.

18 조직의 의사소통유형   정답 ③

㉠ [O] 공식적이고, 수직적인 명령계통으로 위–아래로만 이루어지는 형태이다.
- ⇨ 사슬형
㉡ [O] 문제를 신속하고 정확하게 전달한다.
- ⇨ 사슬형
㉢ [O] 사기저하와 문제해결의 융통성이 낮다.
- ⇨ 사슬형
㉣ [×] 브레인스토밍을 통해 새로운 대안 탐색 시 사용하며, 신축성있게 적용할 수 있는 의사소통이다.
- ⇨ 완전연결형체가 서로의 의견이나 정보를 자유의지에 따라 교환한다.

19 조직구조의 유형   정답 ②

① [×] 라인조직
- ⇨ 라인조직은 관리자와 부하직원 사이의 수직적 관계로 구성된 조직이다.

❷ [O] 프로젝트조직
- ⇨ 프로젝트조직은 관리자와 부하직원 사이의 수직적 관계로 구성된 조직이며, 특정 프로젝트를 수행하기 위해 여러 관련부서에서 파견된 사람들로 구성되며, 수평적 접촉 형태를 취한다.

③ [×] 매트릭스조직
- ⇨ 매트릭스조직은 전통적인 라인조직과 현대적인 프로젝트조직이 통합된 형태로, 직능 부분과 전문 활동을 조정하는 주요한 역할을 하는 구조이다.

④ [×] 팀조직
- ⇨ 팀조직은 급변하는 외부 환경에 신속하고 효과적으로 대응하기 위해 유연하고 탄력적으로 운영되는 조직이다.

20 교육훈련프로그램   정답 ②

① [×] Panel discussion
- ⇨ 어떤 주제에 상반되는 견해를 가진 전문가 4~7명이 사회자의 안내에 따라 토의를 진행하는 방법이다.

❷ [O] Syndicate
- ⇨ 피훈련자를 몇 개의 반으로 나누고 분반별로 주어진 과제에 대해서 연구나 토의를 하며, 그 결과를 전원에게 보고하고 비판이나 토의하는 방법이다.

③ [×] Case study
- ⇨ 실제의 사례를 작성하여 배부하고 토론함으로써, 피육자의 판단력과 분석 능력을 키워 경영, 관리문제에 대한 자질을 갖추게 하는 것이다.

④ [×] Action Learning
- ⇨ 학습자들이 팀을 구성하여 각자 자신의 과제를 러닝코치와 함께 정해진 시점까지 해결하는 동시에 지식 습득, 질문, 피드백 및 성찰을 통하여 과제의 내용 측면과 해결과정을 학습하는 프로세스이다.

▶ 정답

p. 16

01	②	I	06	②	I	11	③	III	16	②	I
02	③	III	07	②	III	12	③	III	17	①	III
03	④	III	08	④	III	13	②	II	18	①	III
04	③	I	09	④	I	14	②	II	19	④	II
05	①	I	10	③	III	15	④	I	20	②	III

▶ 취약 단원 분석표

단원	맞힌 답의 개수
I	/ 7
II	/ 3
III	/ 10
TOTAL	/ 20

I 보건행정의 이론적 기초 / II 보건행정의 기획과 정책제도 / III 보건행정의 과정

---

01 과정평가 요소 정답 ②

① [×] 신임제도
⇨ 신임제도는 정부기관이나 민간조직이 평가항목을 미리 제시하고 의료기관이 이를 충족하고 있는지를 평가하고 인정하는 과정이다.
❷ [○] 의료이용도 조사
⇨ 의료이용도 조사는 과정평가 요소이다. 의료이용도 조사는 보험자에게 제출하는 진료비 청구명세서나 의무기록 등을 통해 제공된 의료서비스가 진료에 필수적인지, 적정한 수준과 강도, 비용으로 서비스가 제공되었는지를 조사하는 방법이다.
③ [×] 면허제도
⇨ 면허제도는 면허는 정부기관이나 조직이 개인에게 일정한 수준의 능력을 지녔음을 증명하는 것으로써 특정한 직업에 종사할 수 있도록 허가해 주는 과정이다.
④ [×] 고객만족도 조사
⇨ 고객만족도 조사는 각 의료기관이 제공한 의료서비스의 질적 수준 평가 자료나 환자만족도 조사 등을 공개 배포함으로써 의료기관이 자체적으로 서비스 질을 높이도록 유도하는 방법이다.

---

02 인사고과평가 방법 정답 ③

① [×] 자기평가
⇨ 자기평가는 자기 스스로를 평가하는 방법으로 업무수행을 개선하도록 자극하기 위해 관리층의 고과 시 보충적으로 사용한다.
② [×] 동표평가
⇨ 동표평가는 직장의 동일계층의 동료가 서로 평가하는 것이다.
❸ [○] 다면평가
⇨ 다면평가는 복수의 사람(상사, 부하, 동료, 고객 등)에 의해 다양하게 이루어지는 평가이다.
④ [×] 상위자의 고과평가
⇨ 상위자의 고과평가는 인사과에서 흔히 행하는 방법이다.

---

03 추가경정예산이 제한적으로 허용되는 경우 정답 ④

① [○] 전쟁이나 대규모 자연재해가 발생한 경우
⇨ 전쟁이나 대규모 자연재해가 발생한 경우, 추가경정예산이 제한적으로 허용된다.
② [○] 경기침체·대량실업이 발생한 경우
⇨ 경기침체·대량실업, 남북관계의 변화가 발생한 경우, 추가경정예산이 제한적으로 허용된다.
③ [○] 경제협력과 같은 대내외 여건에 중대한 변화가 발생하거나 증가하는 경우
⇨ 경제협력과 같은 대내외 여건에 중대한 변화가 발생하거나 증가하는 경우, 추가경정예산이 제한적으로 허용된다.
❹ [×] 예산심의를 통과하지 않을 경우
⇨ 예산심의를 통과하지 않을 경우는 수정예산에 대한 설명이다.
참고 이외에 법령에 따라 국가가 지급하여야 하는 지출이 발생하거나 증가하는 경우도 있다.

---

04 보건정책평가의 기준 정답 ③

① [×] 효율성
⇨ 효율성은 적은 비용으로 산출의 극대화를 달성했는지 여부를 확인하는 것이다.
② [×] 형평성
⇨ 형평성은 비용과 편익이 상이한 집단 간에 공정하게 배분되고 있는가에 대한 기준을 말한다.
❸ [○] 효과성
⇨ 효과성은 정책이 의도한 본래의 목표를 달성하였는가를 파악하는 것으로 가장 핵심적인 작업으로 목표의 달성도를 의미한다.
④ [×] 적절성
⇨ 적절성은 정책문제 해결을 위해 사용된 수단이나 방법들이 바람직한 수준에서 이루어졌는가를 평가하는 기준이다.

05 의료기관 인증등급 및 기간   정답 ①

❶ [O] 인증등급: 인증, 인증기간: 4년
⇨ 의료기관 인증등급은 인증과 4년의 인증기간이 있다. 이는 해당 의료기관이 모든 의료서비스 제공 과정에서 환자의 안전보장과 적정 수준의 의료 질을 달성하였음을 의미한다. 조건부인증은 인증기간이 1년이다. 조건부인증을 받은 의료기관의 장은 유효기간 내에 보건복지부령으로 정하는 바에 따라 재인증을 받아야 한다.

06 「의료법」의 설치기준   정답 ②

❷ [O] 치과의원
⇨ 치과의원은 병원이 아닌 외래 진료를 볼 수 있는 의원이다.

📋 **병원급 의료기관**

의사, 치과의사 또는 한의사가 주로 입원환자를 대상으로 의료행위를 하는 의료기관이다. 병원, 치과병원, 한방병원, 요양병원(「장애인복지법」 제58조 제1항 제4호에 따른 의료재활시설로서 제3조의2의 요건을 갖춘 의료기관을 포함한다. 이하 같다), 정신병원, 종합병원 등이다.

07 조직구성원 분류   정답 ②

① [X] 복종의 형태
⇨ 에치오니의 분류는 복종의 형태에 의한 분류이다.
❷ [O] 조직의 수혜자
⇨ 블라우와 스코트의 분류는 조직의 수혜자에 의한 분류이다.
③ [X] 사회적 기능
⇨ 파슨스의 분류는 사회적 기능에 의한 분류이다.
④ [X] 조직의 규모와 관리 복잡성 정도
⇨ 민츠버그의 분류는 조직의 규모와 관리 복잡성 정도에 의한 분류이다.

08 비공식적 조직   정답 ④

① [O] 인간관계를 중요시한다.
⇨ 비공식 조직은 인간관계를 중요시한다.
② [O] 자생적인 조직이다.
⇨ 비공식 조직은 자생적인 조직이다.
③ [O] 비영속적이다.
⇨ 비공식 조직은 비영속적이다.
❹ [X] 공적 목적을 추구한다.
⇨ 공식적 조직은 공적 목적을 추구한다.

09 보건진료전담공원   정답 ④

① [X] 간호사·의사 면허증을 가진 자로 보건복지부장관이 실시한 직무교육을 이수해야 한다.
⇨ 간호사·조산사 면허증을 가진 자로 보건복지부장관이 실시한 직무교육을 이수해야 한다.
② [X] 직무교육기간은 최소 26시간을 이수해야 한다.
⇨ 직무교육기간은 최소 24시간을 이수해야 한다.
③ [X] 응급을 요하는 자에게 수술적 응급처치를 할 수 있다.
⇨ 응급을 요하는 자는 환자이송을 하고, 외상 등 흔히 볼 수 있는 환자의 치료 및 응급조치가 필요한 환자에 대한 응급처치는 할 수 있다.
❹ [O] 정당한 사유 없이 지정받은 근무지역 밖에서 의료행위를 한 경우, 이는 징계사유가 된다.
⇨ 정당한 사유 없이 지정받은 근무지역 밖에서 의료행위를 한 경우, 범위를 넘어 의료행위를 한 경우, 관할구역 이탈금지 명령을 위반하여 허가 없이 연속하여 7일 이상 관할구역을 이탈한 경우 등은 징계사유가 된다.

10 개인적 갈등요인   정답 ③

① [X] 제한된 자원
⇨ 제한된 자원은 조직상의 갈등요인이다.
② [X] 의사소통 결핍
⇨ 의사소통 결핍은 조직상의 갈등요인이다.
❸ [O] 상반된 가치관
⇨ 상반된 가치관은 개인적 갈등요인이다.
④ [X] 산만한 의사결정
⇨ 산만한 의사결정은 조직상의 갈등요인이다.

11 매슬로우(Maslow)의 욕구단계   정답 ③

① [X] 생리욕구
⇨ 생리욕구는 생존을 위한 의식주 욕구와 성욕, 호흡 등의 신체적 욕구이다.
② [X] 애정욕구
⇨ 애정욕구는 사랑, 우정, 집단에의 소속욕구이다.
❸ [O] 존경욕구
⇨ 존경욕구는 타인으로부터의 존경, 자아존중, 타인에 대한 지배욕구, 리더가 되고자 하는 욕구이다.
④ [X] 자아실현욕구
⇨ 자아실현욕구는 자아발전과 이상적 자아를 실현하려는 욕구이다.

12 준예산 정답 ③

① [×] 추가경정예산
  ⇨ 추가경정예산은 예산안이 국회를 통과하여 예산이 성립된 이후 예산에 변경을 가할 필요가 있을 때에 이를 수정·제출하여 국회의 심의를 거쳐 성립되는 예산이다.
② [×] 특별회계
  ⇨ 특별회계는 특정한 수입으로 특정한 목적을 위하여 지출되는 회계의 예산을 말한다.
❸ [○] 준예산
  ⇨ 사전의결의 원칙의 예외 항목이다. 새로운 회계연도가 개시될 때까지 예산이 국회에서 의결되지 못하면 정부가 국회에서 예산안이 의결될 때까지 전년도 예산에 준하는 경비를 지출할 수 있게 하는 제도이다.
④ [×] 기금
  ⇨ 기금은 정부는 사업운영상 필요할 때에는 법률로서 정하는 경우에 한해 별도의 기금을 설치할 수 있다.

📄 **단일성의 원칙**

예산은 전체적 관련성 파악과 국민의 예산 이해 증진 및 국회의 예산통제권 행사를 위해 단일한 것이어야 하며, 추가경정예산이나 특별회계예산은 가급적 편성하지 않도록 해야 한다는 원칙이다(특별회계, 추가경정예산, 기금 등).

13 정액기여의 원칙 정답 ②

① [×] 정액생계급여의 원칙
  ⇨ 정액생계급여의 원칙은 실업이나 장애, 질병, 퇴직 등으로 수입이 중단 또는 종료된 경우 근로소득수준에 상관없이 동일한 금액의 보험급여를 지급하는 원칙이다.
❷ [○] 정액기여의 원칙
  ⇨ 정액기여의 원칙은 근로자나 고용주가 지불하는 기여금은 소득 수준에 관계없이 동일한 금액을 적용한다는 원칙이다.
③ [×] 급여 적절성의 원칙
  ⇨ 급여 적절성의 원칙은 급여 수준은 최저생계를 보장하기에 적절해야 하고 지급기간은 국민의 욕구가 존재하는 한 중단되어서는 안 되며 지속적으로 지급되어야 한다는 원칙이다.
④ [×] 포괄성의 원칙
  ⇨ 포괄성의 원칙은 모든 욕구를 포괄한다(질병, 실업, 장애, 노령, 혼인, 출산, 사망 등의 특별지출도 포함하며 면책범위를 넓히고 면책조항을 엄격하게 제한하면 안 됨).

14 휴업급여 정답 ②

❷ [○] 100분의 70
  ⇨ 휴업급여는 업무상 사유로 부상을 당하거나 질병에 걸린 근로자에게 요양으로 취업하지 못한 기간에 대하여 지급하되, 1일당 지급액은 평균임금의 100분의 70에 상당하는 금액으로 한다. 다만, 취업하지 못한 기간이 3일 이내이면 지급한다.

15 우리나라 국민의료비 증가 원인 정답 ④

① [×] 의료공급의 증가
  ⇨ 고령화와 만성질환 증가로 의료수요가 증가하여 국민의료비가 증가한다.
② [×] 사전결제방식 진료비지불제도
  ⇨ 행위별 수가제의 사후결제방식 진료비지불제도는 국민의료비 상승을 초래한다.
③ [×] 지속적이고 포괄적인 1차 보건의료서비스
  ⇨ 지속적이고 포괄적인 1차 보건의료서비스를 강조하면 예방중점으로 치료를 요구하는 대상자들이 감소하기 때문에 국민의료비는 감소한다.
❹ [○] 의료생산비용의 증가 및 의료기술의 발달
  ⇨ 의료생산비용의 증가 및 의료기술의 발달은 많은 돈을 주고 도입하는 것으로 국민의료비는 증가한다.

16 진료비지불제도 정답 ②

① [×] 의료의 관료화 우려
  ⇨ 봉급제는 진료의 관료화 및 형식화가 우려된다.
❷ [○] 후송의뢰 증가
  ⇨ 후송의뢰가 증가하는 것은 인두제이다.
③ [×] 의료인의 자율성 저하
  ⇨ 봉급제는 사전결정제도이기 때문에 의료인의 자율성이 저하된다.
④ [×] 과소 서비스 공급
  ⇨ 봉급제는 의사의 직장이 보장적이기 때문에 과소 서비스를 공급하고 의료의 질이 감소한다.

17 인사고과 오류의 유형 정답 ①

❶ [○] 투사
  ⇨ 투사는 자기 자신의 특성이나 관점을 타인에게 전가하는 주관의 객관화를 말한다.
② [×] 규칙적 오류
  ⇨ 규칙적 오류는 고과목적에 따라 항상 낮은 점수를 주거나, 높은 점수를 주는 것이다.
③ [×] 평가기준에 의한 오류
  ⇨ 평가기준에 의한 오류는 부하들을 평가할 때 사용되는 용어들의 의미를 해석하는 데에서의 지각 차이에서 발생한다(탁월함, 적절함, 훌륭함, 만족스러움 등).
④ [×] 개인적 편견에 의한 오류
  ⇨ 개인적 편견에 의한 오류는 평가요소에 관계 없이 인종, 성별, 출신지역, 출신학교 등에 대한 평가자의 개인적 편견이 평가에 영향을 미치는 것이다.

18 직무확대 정답 ①

❶ [○] 직무를 확대하여 업무의 지루함을 최소화한다.
⇨ 직무의 확대에 대한 설명이다.
② [×] 개인의 다양성을 인정한 접근방법이다.
⇨ 직무특성론에 대한 설명이다.
③ [×] 허츠버그의 위생요인을 중요시하였다.
⇨ 직무충실화는 허츠버그의 동기요인을 중요시하였다.
④ [×] 직무를 스스로 계획하고 통제하도록 하였다.
⇨ 직무충실화에 대한 설명으로 옳다.

19 기획의 원칙 정답 ④

① [×] 필요성의 원칙
⇨ 필요성의 원칙은 타당한 근거와 필요성을 바탕으로 목표와 계획을 세워야 한다는 것이다.
② [×] 포괄성의 원칙
⇨ 포괄성의 원칙은 계획을 수행하는 데 필요한 인력, 장비, 물품, 예산 등 제반요소들을 포함하여 수립해야 한다는 것이다.
③ [×] 경제성의 원칙
⇨ 경제성의 원칙은 최소의 비용으로 최대의 효과를 산출하도록 자원을 경제적으로 활용하는 예산을 수립해야 한다는 것이다.
❹ [○] 안정성의 원칙
⇨ 안정성의 원칙은 빈번한 보건기획의 수정이 기획 자체를 무의미하게 만들 수 있기 때문에 피해야 한다는 것이다.

20 과학적 관리이론 정답 ②

① [○] 전문가 양성의 기초가 되었다.
⇨ 고전적 이론인 과학적 관리이론은 전문가 양성의 기초가 되었다.
❷ [×] 호손 효과를 일으켜 비공식적 요소가 생산성에 긍정적인 영향을 미친다고 하였다.
⇨ 호손 실험을 통해 비공식 집단을 중심으로 사기가 형성되어 업무생산성에 효과가 있음을 알아냈다.
③ [○] 성과급제를 도입하는 배경이 되었다.
⇨ 근로자의 업무생산성에 따른 공정하고 수용가능한 업무수행평가방법을 적용하고 이에 따른 보수체계를 개발하여 성과급제를 도입하는 배경이 되었다.
④ [○] 업무의 표준화를 유도할 수 있었다.
⇨ 업무수행에 필요한 동작을 분석하여 효율적인 업무수행절차와 규칙을 문서화하고, 이 과정에 따라 업무를 수행하도록 근로자를 훈련시킬 수 있는 업무의 표준화를 유도하였다.

정답   p. 20

01	③	I	06	①	I	11	①	III	16	①	II
02	①	I	07	①	I	12	④	II	17	④	II
03	①	I	08	①	I	13	③	I	18	③	III
04	②	I	09	②	II	14	②	I	19	④	III
05	④	III	10	④	I	15	①	I	20	②	I

취약 단원 분석표

단원	맞힌 답의 개수
I	/ 12
II	/ 4
III	/ 4
TOTAL	/ 20

I 보건행정의 이론적 기초 / II 보건행정의 기획과 정책제도 / III 보건행정의 과정

---

01   보건행정의 역사적 사건   정답 ③

① [×] 정신병원에 수용된 환자가 족쇄(쇠사슬)에서 해방되었다.
⇨ 1793년
② [×] 우두종두법(우두접종법)을 개발하였다.
⇨ 1798년
❸ [○] 세계 최초로 공중보건법이 제정되었다.
⇨ 1848년
④ [×] 세계 최초로 근로자를 위한 질병보험법이 제정되었다.
⇨ 1883년

---

02   뇌졸증의 2차 예방대책   정답 ①

❶ [○] 뇌졸증의 조기발견
⇨ 뇌졸증의 조기발견은 2차 예방이다.
② [×] 뇌졸증 예방을 위한 환경개선
⇨ 뇌졸증 예방을 위한 환경개선은 1차 예방이다.
③ [×] 뇌졸중 이환 이후 후유증 관리
⇨ 뇌졸중 이환 이후 후유증 관리는 3차 예방이다.
④ [×] 뇌졸증 예방을 위한 영양교육
⇨ 뇌졸증 예방을 위한 영양교육은 1차 예방이다.

---

03   건강행태이론   정답 ①

❶ [○] KAP 모형
⇨ KAP 모형은 보건교육프로그램을 개발하고 교육내용을 구성하기 위하여 사용된 고전적인 이론으로, 건강행태에 대한 지식의 축적이 태도의 변화를 가져오고 이를 통하여 실천을 가능하게 한다는 모형이다.

② [×] 건강신념모형
⇨ 건강신념모형은 정부에서 제공하는 질병 조기발견 검사과정에서 사람들이 참여하지 않는 이유를 규명하기 위한 목적으로 개발되었다.
③ [×] 합리적 행위모형
⇨ 합리적 행위모형은 인간이 어떤 특정한 행동을 선택하는 것은 그 행동의 결과로 야기될 수 있는 것들 중 좋은 것은 최대로 하고 나쁜 것은 최소로 하기 때문에 선택한다고 본다.
④ [×] 범이론적 모형
⇨ 범이론적 모형은 개인이 어떻게 건강행동을 시작하고, 이를 유지하는가에 대한 행동변화의 원칙과 과정을 설명하는 통합적 모형이다.

---

04   귤릭의 행정관리   정답 ②

① [×] 조직 내 인력을 임용·배치·관리하는 활동
⇨ 인사는 조직 내 인력을 임용·배치·관리하는 활동이다.
❷ [○] 목표달성을 위한 지침을 내리는 과정
⇨ 지휘는 목표달성을 위한 지침을 내리는 과정이다.
③ [×] 행동통일을 이룩하도록 집단적 활력을 결집시키는 활동
⇨ 조정은 행동통일을 이룩하도록 집단적 활력을 결집시키는 활동이다.
④ [×] 정해진 목표나 정책의 합리적 운용을 위한 사전준비활동과 집행전략
⇨ 기획은 정해진 목표나 정책의 합리적 운용을 위한 사전준비활동과 집행전략이다.

📄 귤릭(Gulick)의 행정관리
행정관리자 또는 지도자의 기능에 관한 원리로, 계획 – 조직 – 인사 – 지휘 – 조정 – 보고접수 – 예산의 7종으로 구분한다.

05 고전적 조직이론의 특징 　　　정답 ④

① [O] 외부 환경 무시
⇨ 고전적 조직이론은 외부 환경을 무시하는 폐쇄적인 관점을 추구한다.
② [O] 생산·능률 향상이 궁극적 목적
⇨ 고전적 조직이론은 생산과 능률의 향상을 강조한다.
③ [O] 인간행동의 피동성 및 동기부여의 외재성 중시
⇨ 고전적 조직이론은 인간행동의 피동성 및 동기부여의 외재성을 중시하고, 직무수행 동기로서의 욕구를 충족한다.
❹ [X] 사회적 능률성 강조
⇨ 고전적 조직이론은 기계적 능률성을, 신고전적 조직이론은 사회적 능률성을 강조한다.

06 보건행정의 특성 　　　정답 ①

❶ [O] 공공성
⇨ 보건행정의 공공성은 공공복지와 집단적 건강을 추구함으로써 이윤추구에 몰두하는 사행정과는 다르며, 행정행위가 사회 전체 구성원을 대상으로 한 사회적 건강 향상에 있으므로 사회행정적 성격을 보이는 것이다.
② [X] 민주성
⇨ 민주성은 보건행정의 목적의 주요 요인이다. 민주성은 일반적으로 과거의 기계적 능률관과 대비되는 개념으로 사회적 능률이란 용어로 자주 사용되고 있다.
③ [O] 봉사성
⇨ 보건행정의 봉사성은 공공행정이 소극적인 질서 유지로부터 국민의 행복과 복지를 위해 직접 개입하고 간섭하는 봉사행정으로 바뀌게 된 것에 있다.
④ [O] 교육성
⇨ 보건행정의 교육성은 지역사회 또는 집단 및 국가의 책임하에 실시하나 그 해결은 주로 교육과정을 통하여 해결하려는 데에 있다.

07 보건의료체계의 하부 구성요소 　　　정답 ①

❶ [O] 보건서비스 제공을 위해 의사, 간호사를 채용한다.
⇨ 보건의료체계 안에서 보건의료를 제공하고 지원기능을 수행하기 위해 인적·물적 보건의료자원의 개발이 필요한 것으로, 보건의료자원으로 의사, 간호사를 채용한다.
② [X] 지방행정조직을 구성한다.
⇨ 보건의료자원들이 서로 효과적인 관계를 맺고 개인이나 지역사회가 의료제공기전을 통해 이들 자원과 접촉할 수 있도록 하는 것으로, 지방행정조직을 구성한다.
③ [X] 건강증진 및 예방을 위한 보건의료서비스를 제공한다.
⇨ 사업의 목적에 따라 건강증진활동, 예방활동, 진료활동, 재활활동으로 구분이 가능한 보건의료서비스를 제공한다.

④ [X] 보건의료관리를 위해 공공재원을 조달받는다.
⇨ 보건의료관리와 재정관리(공공재원)는 각각 WHO 보건의료체계의 구성요소이며 재정관리에는 세금으로 조달되는 정부의 일반재정, 사회보험, 민간보험, 기부금 및 개인이나 가족의 부담금 등이 있다.

08 OECD 국가보건의료체계 　　　정답 ①

❶ [O] 고용주와 공동으로 보험료를 납부한다.
⇨ 사회보험형은 고용주와 공동으로 보험료를 납부한다.
② [X] 모두 무료로 국민에게 서비스를 제공한다.
⇨ 국민보건서비스는 모든 국민에게 무료의 서비스를 제공한다.
③ [X] 조세로 국민들의 모든 기본적 의료비를 충당한다.
⇨ 국민보건서비스는 조세로 국민들의 모든 기본적 의료비를 충당한다.
④ [X] 많은 사람들이 보험에 가입하지 않거나 못하는 경우가 발생한다.
⇨ 소비자주권형은 많은 사람들이 보험에 가입하지 않거나 못하는 경우가 발생한다.

09 보건사업의 결과평가 　　　정답 ②

① [X] 목표 대비 사업의 진행 정도가 원래 의도한대로 실행되고 있는가?
⇨ 과정평가의 내용이다.
❷ [O] 사업에 투입된 인력과 물적 자원은 적절한가?
⇨ 구조평가의 내용이다.
③ [X] 조직과 지역사회의 문제해결역량이 강화되었는가?
⇨ 결과평가의 내용이다.
④ [X] 제공되고 있는 서비스의 질과 대상자의 만족도는 어떠한가?
⇨ 과정평가의 내용이다.

10 서치만의 보건평가항목 　　　정답 ④

① [O] 업무량/노력 평가
⇨ 업무량/노력 평가는 사업 활동량 및 질을 포함하는 투입에너지와 투입량을 의미하는 것이다.
② [O] 성과 평가
⇨ 성과 평가는 투입된 노력의 결과로 나타나는 측정된 효과를 의미한다.
③ [O] 효율성 평가
⇨ 효율성 평가는 투입된 인력, 비용, 시간 등 여러 가지 측면에서 각 대안들을 비교·검토하는 방법이다.
❹ [X] 사업의 적합성
⇨ 사업의 적합성은 수많은 보건문제 중에서 특정 사업을 선정한 정당성을 따지는 것이다. 가치의 타당성을 우선순위 결정에 비추어 본 것으로 미국 공중보건협회의 평가항목이다.

11 중앙행정조직 정답 ①

❶ [O] 행정안전부
⇨ 행정안전부는 보건행정의 지도 및 시·군 단위의 조직을 담당한다. 시·도 단위에서는 행정안전부는 시·도의 건강 관련 담당국(경상북도에는 복지건강국)이 지방의 보건의료조직을 총괄한다. 또한 국내에 건강 관련과를 두고, 각종 규제, 감시업무, 병원의 운영, 보건소 및 보건지소의 지원 등을 담당하고, 시·군에서는 시(군)청의 보건소에서 건강 관련 업무를 담당한다.
② [X] 보건복지부
⇨ 보건복지부는 생활보호·자활지원·사회보장·아동(영·유아 보육을 포함한다)·노인·장애인·보건위생·의정(醫政) 및 약정(藥政)에 관한 사무를 관장한다.
③ [X] 고용노동부
⇨ 고용노동부는 근로자 근로조건 기준, 노사관계 조정, 노동위원회 및 최저 임금 심의위원회의 관리 등 노동에 관한 사무를 관장한다.
④ [X] 교육부
⇨ 학교보건과 관련된 사항은 교육부 교육정책실 학생복지안전관의 학생건강안전과에서 담당한다.

12 WHO의 주요 보건사업 정답 ④

❹ [O] ㉠, ㉡, ㉢, ㉣
⇨ 결핵관리사업, 모자보건사업, 영양개선사업, 환경위생사업 모두 WHO의 사업이다.

📋 WHO의 주요 보건사업
• 결핵관리사업
• 모자보건사업
• 영양개선사업
• 환경위생사업
• 보건교육사업
• 성병, 에이즈사업
• 말라리아근절사업

13 지속가능발전목표(SDGs) 정답 ③

① [O] 불평등 완화
⇨ 불평등 완화는 국내 및 국가 간 불평등을 감소시키는 것이다.
② [O] 양질의 교육 보장
⇨ 양질의 교육 보장은 모두를 위한 포용적이고 공평한 양질의 교육 보장 및 평생학습 기회 증진에 대한 것이다.
❸ [X] 유아사망률 감소
⇨ 새천년개발목표(MDGs)는 절대빈곤 및 기아 퇴치, 보편적 초등교육 실현, 양성평등 및 여성능력 고양, 아동사망률 감소, 모성보건 증진, 에이즈 등 질병 퇴치, 지속가능한 환경 확보, 개발을 위한 글로벌 파트너십 구축 등 8개의 목표이다.

④ [O] 지속가능한 도시
⇨ 지속가능한 도시는 포용적이고 안전하며 회복력이 있고 지속가능한 도시와 주거지를 조성하는 것이다.

14 의료기관 인증기준사항 정답 ②

❷ [O] ㉠, ㉡, ㉢
⇨ 의료기관 인증기준에 포함되어야 할 사항으로는 환자의 권리와 안전, 의료기관의 의료 서비스 질 향상활동, 의료서비스의 제공과정 및 성과가 있다. 그 밖에 의료기관의 조직과 인력관리 및 운영, 환자 만족도까지 포함된다.

15 세계보건기구의 1차 보건의료내용 정답 ①

❶ [X] 희귀병의 치료
⇨ 희귀병의 치료가 아닌 통상질환과 상해의 적절한 치료이다.

📋 세계보건기구의 1차 보건의료내용
• 식량의 공급과 영양의 증진
• 안전한 물의 공급
• 가족계획을 포함한 모자보건
• 그 지역사회의 주된 감염병의 예방접종
• 그 지역의 풍토병 예방 및 관리
• 통상질환과 상해의 적절한 치료
• 정신보건의 증진
• 기본 의약품의 제공
• 널리 퍼져 있는 주요 건강문제에 대한 예방 및 관리방법 교육

16 우선순위 결정방법 정답 ①

❶ [O] 황금다이아몬드
⇨ 황금다이아몬드는 미국 메릴랜드(Maryland) 주에서 보건지표의 상대적 크기와 변화의 경향(trend)을 이용하여 우선순위를 결정하는 방법이다. 이 방법은 지방자치단체별 건강지표 자료 및 과거의 경향이 확보되어 있다면 쉽게 우선순위를 정할 수 있으며, 형평성을 추구하는 데 매우 적합한 우선순위 결정방법이다. 우선순위를 결정할 주요 건강문제를 선정하고, "주가 좋음", "같음", "주가 나쁨"으로 구분한다(3점척도).
② [X] MATCH
⇨ MATCH는 질병이나 사고에 대한 위험요인과 예방방법이 알려져 있고 우선순위가 정해져 있을 때에 실제 수행을 위한 지역사회보건사업을 개발할 때에 적합한 방법이다.
③ [X] PATCH
⇨ PATCH는 지역 단위에서 지역사회 보건사업을 위한 실무팀을 구성하고 이들 지역의 자료수집과 활용, 건강문제의 우선순위 설정, 중재계획, 효과평가 등을 할 수 있도록 한다.

④ [×] 세계보건기구 모형
　⇨ 세계보건기구 모형은 단순히 질병이나 질환이 없는 상태를 넘어 신체적, 정신적, 사회적 안녕이 완전히 이루어진 상태를 설명한 모델이다.

17 1차 자료　　　　정답 ④

① [O] 다문화 여성의 한국 정착기 포커스 그룹
　⇨ 다문화 여성의 한국 정착기 포커스 그룹은 1차 자료이다.
② [O] 일지역 체육대회 참여관찰
　⇨ 일지역 체육대회 참여관찰은 1차 자료이다.
③ [O] 건강설문지 조사
　⇨ 건강설문지 조사는 1차 자료이다.
❹ [×] 국민건강영양조사 자료인 고혈압 유병률 확인
　⇨ 국민건강영양조사 자료인 고혈압 유병률 확인은 2차 자료수집이다.

18 평가방법　　　　정답 ③

① [×] 점수법
　⇨ 점수법은 평가요소를 선정하고 각 평가요소의 중요도에 따라 가중치를 부여하여 합산하는 방법이다.
② [×] 서열법
　⇨ 서열법은 직무의 상대적 가치를 결정하는 요소들이 어떤 것인가를 구체적으로 구분하지 않고 직무의 중요도와 장점에 따라 종합적으로 판단하여 전체적 순위를 정하는 방법이다.
❸ [O] 직무분류법
　⇨ 직무분류법은 조직 내의 모든 직무를 확인한 뒤 같거나 유사한 직무를 같은 등급으로 묶어 평가한다.
④ [×] 요소비교법
　⇨ 요소비교법은 서열법에서 발전된 기법으로 각 직무의 보상요인별로 서열을 정하는 방법이다.

19 의사소통 통로의 집권화　　　　정답 ④

① [O] 행동통일성 촉진
　⇨ 행동통일성 촉진은 집권화의 장점이다.
② [O] 명령의 신속한 전달
　⇨ 명령의 신속한 전달은 집권화의 장점이다.
③ [O] 높은 통합적 조정
　⇨ 높은 통합적 조정은 집권화의 장점이다.
❹ [×] 업무의 전문화
　⇨ 업무의 전문화는 분권화의 장점이다.

20 미국의 보건의료계체　　　　정답 ②

① [×] 메디케어
　⇨ 메디케어는 수입과 상관없이 65세 이상의 노인을 위한 의료보장제도이다.
❷ [O] 메디케이드
　⇨ 메디케이드는 자산조사에 의한 선정된 대상자에게 모든 의료서비스를 제공하는 공공부조인 빈민층 의료보호프로그램이다.
③ [×] 건강유지기구(HMO)
　⇨ 미국의 건강유지조직(Health Maintenance Organization, HMO)은 보험자와 의료공급자가 합쳐진 보험료 사전지불방식의 회원제이다.
④ [×] 선호제공자기구(PPD)
　⇨ 선호제공자기구(PPD)는 HMO네트워크 내의 의원과 병원만 이용해야 하는 단점을 보완하기 위한 것으로, PPD네트워크 내에 계약된 의사와 병원을 이용하고 약정된 금액을 지불하고, PPD에서는 주치의를 거치지 않고 추가부담으로 직접 외부의 전문의를 찾을 수 있다.

▶ 정답
p. 24

01	②	I	06	①	I	11	④	II	16	②	III
02	③	II	07	①	II	12	①	III	17	④	III
03	④	I	08	②	III	13	③	III	18	③	I
04	④	I	09	②	III	14	③	III	19	②	II
05	③	I	10	③	II	15	④	III	20	③	II

▶ 취약 단원 분석표

단원	맞힌 답의 개수
I	/ 6
II	/ 5
III	/ 9
TOTAL	/ 20

I 보건행정의 이론적 기초 / II 보건행정의 기획과 정책제도 / III 보건행정의 과정

---

01 보건행정의 역사적 사건   정답 ②

❷ [○] (다) → (나) → (라) → (가)
⇨ (다) 전 국민을 위한 의료보험이 시행되었다(1989).
(나) 「보건소법」을 「지역보건법」으로 명칭을 변경하였다(1995).
(라) 노인장기요양보험제도가 전면적으로 실시되었다(2008).
(가) 지역사회 통합건강증진사업이 실시되었다(2013).

02 우리나라 건강보험   정답 ③

❸ [×] 장기보험이다.
⇨ 건강보험은 단기 보험으로 매년마다 가입금액이 달라진다.

03 진료보수지불방식   정답 ④

① [×] 행위별 수가제는 질병별, 요양일수별로 보수단가를 설정하는 것이다.
⇨ 포괄수가제는 질병별, 요양일수별로 보수단가를 설정하는 것이다.
② [×] 신포괄수가제는 7개 질병군으로 한시적으로 적용 중이다.
⇨ 포괄수가제는 7개 질병군으로 한시적으로 적용 중이다.
③ [×] 인두제는 사후결정방식으로 국민의료비 억제에 적합하다.
⇨ 행위별 수가제는 사후결정방식으로 국민의료비가 상승한다.
❹ [○] 총액계산제는 매년 진료비 계약을 둘러싼 교섭의 어려움으로 의료 제공의 혼란을 초래할 우려가 있다.
⇨ 총액계산제는 보험자 측(지불자)과 의사단체 측(의료공급자) 간에 미리 진료보수총액을 정하는 계약을 세결하고, 그 총액 범위 내에서 진료를 담당하고 의료서비스를 이용하는 제도이다. 매년 진료비 계약을 둘러싼 교섭의 어려움이 있다.

04 제1차 국제건강증진의 5대 활동전략   정답 ④

① [○] 건강한 공공정책의 수립
⇨ 건강한 공공정책의 수립을 통한 건강증진은 보건의료서비스를 초월하여 모든 부문에서 정책입안자들이 정책결정의 결과가 건강에 미치는 영향을 인식하게 함으로써 국민건강에 대한 책임을 환기시키는 것이다.
② [○] 지지적 환경의 조성
⇨ 지지적 환경의 조성은 일과 여가생활은 건강에 좋은 원천이 되므로 안전하고, 건강을 북돋우며, 만족과 즐거움을 줄 수 있는 직장환경과 생활환경을 조성하는 것이다.
③ [○] 지역사회활동 조성
⇨ 지역사회활동 조성은 건강증진사업의 목적 달성은 우선순위와 활동범위를 결정하고, 전략적 계획과 실천방법을 모색하는 데에서 구체적이고 효과적인 지역사회활동을 통해 수행하는 것이다.
❹ [×] 보건의료서비스의 치료 중심 재정립
⇨ 보건의료서비스의 재정립은 보건의료 부문의 역할이 치료와 임상서비스에 대한 책임을 뛰어넘어 건강증진 방향으로 전환되어야 한다는 것이다.

(참고) 나머지 하나의 전략은 개인의 기술 개발로 건강증진활동을 통해 개개인은 건강과 환경에 대한 통제능력을 향상시키고, 건강에 유익한 선택을 할 수 있는 능력을 갖는 것이다.

05 국제건강증진회의   정답 ③

① [×] 나이로비 국제회의
⇨ 나이로비 국제회의는 건강증진 수행역량 격차 해소, 지역사회 역량강화(community empowerment), 건강지식과 건강행동(health literacy and health behavior), 보건체계의 강화(strengthening health system), 파트너십과 부문 간 활동(partnerships and intersectoral action), 역량함양(building capacity) 등 5가지를 제시하였다.

② [×] 방콕 국제회의
  ⇨ 방콕 국제회의는 옹호(advocate), 투자(invest), 역량 함양(build capacity), 법규 제정 및 규제(regulate and legislate), 파트너십 형성 및 연대 구축(partner and build alliances) 등 5가지를 기본방향으로 제시하였다.
❸ [O] 멕시코시티 국제회의
  ⇨ 멕시코시티 국제회의는 사회적 형평성 제고를 위한 계층 간 격차 해소에 대해 집중 토의하였다.
④ [×] 상하이 국제회의
  ⇨ 상하이 국제회의는 지속가능개발목표에 있어서의 "건강증진: 모든 사람에게 건강을, 모든 것은 건강을 위해(Health Promotion in the Sustainable Development Goals: Health for All and All for Health)"에 대해 토의하였다.

---

06 제5차 HP2030 국민건강증진종합계획   정답 ①

❶ [O] 건강생활실천
  ⇨ 건강생활실천은 개인의 금연, 절주 행동 변화 및 위해물질에 대한 규제를 강화하는 것이다.
② [×] 정신건강관리
  ⇨ 정신건강관리는 자살 고위험군, 치매, 정신질환을 조기에 발견하고 개입체계를 강화하는 것이다.
③ [×] 비감염성 질환 예방관리
  ⇨ 비감염성 질환 예방관리는 취약계층 대상 조기에 발견하고, 예방 사업을 강화하며 위해요인 개선 환경을 조성하는 것이다.
④ [×] 가족건강계획관리
  ⇨ 모든 정책에 건강(HiAP; Health in All Policies)을 고려하기 위한 중앙 및 지방정부 거버넌스와 법·제도의 개선이다.

---

07 전략적 기획   정답 ①

❶ [×] 중간관리자가 기획한다.
  ⇨ 운영적 기획은 일선관리자가 기획하고, 전략적 기획은 최고관리자가 기획한다.
② [O] 조직 전체의 활동계획이다.
③ [O] 장기적인 조직의 목적과 관련이 있다.
④ [O] 기획의 시간은 평균 5년 이상이다.

---

08 관료제이론   정답 ②

① [×] 리더의 행동은 개인적 특성, 환경, 다양한 상황들의 상호작용 속에서 결정된다.
  ⇨ 리더의 행동은 개인적 특성, 환경, 다양한 상황들의 상호작용 속에서 결정되며, 상황에 따라 리더십 유형에 대한 효과성이 달라진다는 관점이다.

❷ [O] 합법적 권한에 근거한 조직의 권한 체계 확립에 기여한다.
  ⇨ 관료제이론은 합법적 권한에 근거한 조직의 권한 체계의 확립에 기여한다.
③ [×] 조직은 하나의 연결체로 이해한다.
  ⇨ 체제이론은 조직을 하나의 연결체로 이해한다.
④ [×] 업무분석을 통한 직무표준화가 마련되었다.
  ⇨ 과학적 관리이론의 업무분석을 통한 직무표준화가 마련되었다.

---

09 의사결정방법   정답 ②

① [×] 전자회의
  ⇨ 전자회의는 컴퓨터 기술과 명목집단기법을 혼합 형태이다.
❷ [O] 델파이 기법
  ⇨ 델파이 기법은 문제에 대해 몇 명의 전문가들이 독립적인 의견을 우편으로 수집 → 의견을 반영하여 설문지 수정 후 다시 의견을 제시하는 절차를 반복 → 최종적인 합의가 이루어질 때까지 논평하는 과정으로 이루어진다.
③ [×] 명목집단법
  ⇨ 명목집단법은 언어적 의사소통(대화, 토론) 없이 개인 의견을 제출하고, 구성원 간에 토의를 거쳐 투표로 의사를 결정하는 방법이다.
④ [×] 브레인스토밍
  ⇨ 브레인스토밍은 자주적인 아이디어를 대면적으로 제시하는 집단토의다.

---

10 목표관리(MBO)   정답 ①

❶ [O] 단기목표를 추구한다.
  ⇨ 목표의 명확한 제시의 어려움과 단기목표를 강조한다.
② [×] 질적인 성과 달성에 용이하다.
  ⇨ 목표의 수량적 성과 달성에만 관심을 두어 계량화할 수 없는 성과에는 무시될 수 있다.
③ [×] 환경변화에 신축성이 있다.
  ⇨ 문제 발견 시 MBO를 변환시켜야 하기 때문에 환경변화에 대한 신축성이 결여된다.
④ [×] 관리자 중심으로 목표를 결정한다.
  ⇨ 자신의 업무를 스스로 결정하고 관리자의 지지를 받아 수행함으로써 근로의욕 향상, 신규직원들의 조직 내 동화가 용이하다.

---

11 목표설정   정답 ④

① [O] 수용가능성
  ⇨ 목표설정 시 대상자들이 받아들일 수 있는 수용가능성이 높아야 한다.
② [O] 양적으로 표현
  ⇨ 목표는 객관적으로 평가할 수 있는 숫자적이고 양적인 내용으로 표현한다.

③ [○] 구체적인 용어 사용
⇨ 목표설정에는 추상적이지 않고 구체적인 용어를 사용한다.
❹ [×] 다양한 방법을 복잡하게 진술
⇨ 목표는 단순하고 간결하게 진술한다.

---

12   개인의사결정   정답 ①

❶ [×] 의사결정에 대한 책임 소재가 명확하다.
⇨ 개인이 혼자 의사결정을 내리는 것으로 그 결과에 대한 책임 소재가 명확하다.
② [○] 창의적이고 다양한 견해와 대안을 고려하는 데에 유리하다.
⇨ 집단의사결정의 장점은 창의적인 다양한 견해와 대안의 고려가 유리하다는 것이다.
③ [○] 구성원의 수용도가 높다.
⇨ 집단의사결정의 장점은 구성원의 수용도가 높다는 것이다.
④ [○] 의사결정의 질과 정확성이 높다.
⇨ 집단의사결정의 장점은 의사결정의 질과 정확성이 높다는 것이다.

---

13   직능조직   정답 ③

① [×] 라인과 계선조직이 통합된 조직이다.
⇨ 라인과 계선조직이 통합된 조직은 라인 – 계선조직이다.
② [×] 스태프는 직무유형에 따라 집단화된 부서를 지휘하고 통솔할 수 있다.
⇨ 직능조직은 기능이나 역할에 따른 전문화의 원리에 의해 설계된 조직으로 스태프는 직무유형에 따라 집단화된 부서를 지휘하고 통솔할 수 있다.
❸ [○] 조직 내 특별한 과업을 수행하는 조직이다.
⇨ 프로젝트 조직은 조직 내 특별한 과업을 수행하는 조직이다.
④ [×] 환경변화에 효과적 대처가 가능하다.
⇨ 매트릭스 조직은 환경변화에 효과적 대처가 가능하다.

---

14   인사고과기법   정답 ③

① [×] 대조법
⇨ 대조법은 직원의 업적 또는 특성을 특징지을 수 있는 서술문을 배열하고 평가자가 서술문을 체크하여 평가하는 방법이다.
② [×] 중요사건기술법
⇨ 중요사건기술법은 성과에 중요한 매우 효과적이고, 비효과적인 행위들을 기술하는 진술문이다.
❸ [○] 후광효과
⇨ 후광효과는 피고과자의 긍정적 인상에 기초하여 평가 시 어느 특정 요소의 우수함이 다른 평가요소에서도 높은 평가를 받는 경향을 의미한다.

---

④ [×] 직접지수고과법
⇨ 직접지수고과법은 생산성, 결근율, 이직률과 같은 비인격적 요소를 기준으로 측정하는 방법이다.

---

15   특성이론   정답 ④

① [×] 후천적인 교육을 통해 리더가 양성된다.
⇨ 행동이론은 후천적인 교육을 통해 리더가 양성된다고 본다.
② [×] 위기 발생 시 효과적인 리더십을 발휘한다.
⇨ 전제형(지시형, 독재형) 이론은 위기 발생 시 효과적인 리더십을 발휘한다고 본다.
③ [×] 장기적인 생산성을 높일 수 있는 특성이 있다.
⇨ 자유방임형 이론은 장기적인 생산성을 높일 수 있는 특성이 있다고 본다.
❹ [○] 소수의 사람들만이 선천적으로 리더의 특성을 가지고 태어난다.
⇨ 특성이론은 지도자가 될 수 있는 고유한 자질 내지 그 특성을 찾는 연구로, 리더가 선천적 또는 후천적으로 갖는 일련의 공통된 특성을 규명하려 한다.

---

16   의사소통 유형   정답 ②

① [×] 사슬형
⇨ 사슬형은 공식적·수직적인 명령계통으로, 위아래로만 의사소통이 이루어지는 형태이다.
❷ [○] 완전연결형
⇨ 완전연결형은 구성원 전체가 서로의 의견이나 정보를 자유의지에 따라 교환하는 형태이다.
③ [×] 수레바퀴형
⇨ 수레바퀴형은 의사소통의 속도가 빠르고 단순문제 해결 시 효율적이고 효과적인 형태이다.
④ [×] 원형
⇨ 원형은 위원회와 대책위원회 같은 공식적 리더가 있으나, 권력의 집중과 지위의 고하가 없는 형태이다.

---

17   허츠버그의 동기 – 위생이론   정답 ④

① [×] 욕구를 충족시키는 위생이론과 욕구를 충족시키지 못한 동기이론으로 구성된 이론이다.
⇨ 동기 – 위생이론은 욕구를 충족시키는 동기이론과 욕구를 충족시키지 못한 위생이론으로 구성된 이론이다.
② [×] 위생요인에는 급여, 기술적 감동, 성취감 등이 있다.
⇨ 위생요인에는 급여, 기술적 감동이 있고, 동기요인에는 성취감 등이 있다.
③ [×] 동기부여를 위해서는 위생요인을 관리하는 것이 가장 중요하다.
⇨ 동기부여를 위해서는 동기요인을 관리하는 것이 가장 중요하다.

---

❹ [○] 동기요인은 만족도가 높아지면, 성과가 높아지게 하는 요인이다.
⇨ 동기요인은 만족도가 높아지면, 성과가 높아지게 하는 요인이다. 동기요인은 동기부여에 영향력이 국한되어 있고, 위생요인은 불만족 정도에 영향력이 국한되어 있다고 본다.

④ [×] 정액부담제
⇨ 정액부담제는 이용자가 의료를 이용하는 시점에 일정한 액수를 부담하고 그 이상의 의료비만 건강보험 급여의 대상으로 하는 방식이다.

---

18 | 카슬과 콥의 건강 관련 행태 | 정답 ③

① [×] 건강행태
⇨ 건강행태는 건강한 사람이 건강을 유지하고 질병을 예방하기 위하여 취하는 1차 예방행태이다.
② [×] 질병행태
⇨ 질병행태는 평소와 다른 이상 증상이나 증후를 느꼈을 때 진단을 받고 치료방안을 찾기 위해 취하는 2차 예방행태이다
❸ [○] 환자역할행태
⇨ 환자역할행태는 질병의 진행을 막고 합병증을 예방하는 등의 3차 예방행태이다.
④ [×] 의료이용행태
⇨ 의료이용행태는 실제 소모한 의료, 의료수요와 의료공급이 만나서 이루어지는 것이다.

---

19 | 정책결정모형 | 정답 ②

① [×] 합리모형
⇨ 합리모형은 의사결정자의 전지전능성의 가정을 전제로 한다.
❷ [○] 만족모형
⇨ 만족모형은 사람들의 심리에 현실적으로 입각한 것이라고 할 수 있으나 만족의 정도는 극히 주관적이어서 보편성을 적용하기 어려운 문제점도 있다. 따라서 이 문제에서 B씨는 더 높은 금리를 얻으려는 방법을 포기하고 2.6%에 만족하는 것이다.
③ [×] 점증모형
⇨ 점증모형은 기존의 정책에서 소폭적인 변화만을 가감한 정책이 채택된다는 모형이다.
④ [×] 혼합모형
⇨ 혼합모형은 합리모형과 점증모형의 장단점을 절충한 모형이다.

---

20 | 급여상한제 | 정답 ③

① [×] 본인부담정액제
⇨ 본인부담정액제는 민간보험에서 많이 사용하는 공제(控除)방식으로, 일정액 이하의 진료비는 이용자가 모두 부담하고 일정액을 넘어서는 비용에 대해서만 보험자가 부담하는 방식이다.
② [×] 급여상한제
⇨ 급여상한제는 건강보장에서 지불하는 비용의 총액을 정해두고, 이 총액을 넘는 경우 이용자가 비용을 부담하는 방식이다.
❸ [○] 정률부담제
⇨ 정률부담제는 보험자가 의료비의 일정 비율만 지불하고 나머지 부분은 본인이 부담하는 방식이다.

정답
p. 28

01	③	I	06	④	II	11	③	III	16	②	III
02	②	I	07	④	II	12	③	III	17	③	III
03	②	I	08	④	III	13	④	III	18	①	III
04	④	II	09	④	I	14	③	III	19	②	III
05	①	II	10	④	III	15	③	III	20	④	III

취약 단원 분석표

단원	맞힌 답의 개수
I	/ 4
II	/ 4
III	/ 12
TOTAL	/ 20

I 보건행정의 이론적 기초 / II 보건행정의 기획과 정책제도 / III 보건행정의 과정

---

01 종합병원 설치기준 정답 ③

❸ [○] 종합병원
  ⇨ 의료법 제3조의3

> 「의료법」 제3조의3 【종합병원】 ① 종합병원은 다음 각 호의 요건을 갖추어야 한다.
> 1. 100개 이상의 병상을 갖출 것
> 2. 100병상 이상 300병상 이하인 경우에는 내과·외과·소아청소년과·산부인과 중 3개 진료과목, 영상의학과, 마취통증의학과와 진단검사의학과 또는 병리과를 포함한 7개 이상의 진료과목을 갖추고 각 진료과목마다 전속하는 전문의를 둘 것
> 3. 300병상을 초과하는 경우에는 내과, 외과, 소아청소년과, 산부인과, 영상의학과, 마취통증의학과, 진단검사의학과 또는 병리과, 정신건강의학과 및 치과를 포함한 9개 이상의 진료과목을 갖추고 각 진료과목마다 전속하는 전문의를 둘 것
> 4. 종합병원은 제1항 제2호 또는 제3호에 따른 진료과목(이하 이 항에서 "필수진료과목"이라 한다) 외에 필요하면 추가로 진료과목을 설치·운영할 수 있다. 이 경우 필수진료과목 외의 진료과목에 대하여는 해당 의료기관에 전속하지 아니한 전문의를 둘 수 있다.

---

02 경상의료비 정답 ②

① [×] 개인의료비와 연구비용
  ⇨ 개인의료비와 연구비용은 국민의료비에 해당된다.
❷ [○] 개인의료비와 집합보건의료비
  ⇨ 개인의료비와 집합보건의료비는 경상의료비를 구성하는 요소에 해당한다.
③ [×] 프로그램개발비용과 보건의료연구비용
  ⇨ 프로그램개발비용과 보건의료연구비용은 비용국민의료비에 해당된다.
④ [×] 집합보건의료비와 정부지출비용
  ⇨ 집합보건의료비와 정부지출비용은 국민의료비에 해당된다.

---

03 보건의료서비스 정답 ②

① [×] 충분한 설명을 해서 소비자의 무지를 해결한다.
  ⇨ 충분한 설명을 해서 소비자의 무지를 해결하는 것은 정보의 비대칭성이다.
❷ [○] 위험분산을 위해 강제적인 의료보험을 가입시킨다.
  ⇨ 위험분산을 위해 강제적인 의료보험을 가입시켜 건강의 예측 불가능성을 해결한다.
③ [×] 예방접종의 중요성을 설명하고 집단면역을 높이도록 한다.
  ⇨ 예방접종의 중요성을 설명하고 집단면역을 높여 외부효과를 해결한다.
④ [×] 많은 사람들이 보건의료서비스를 제공할 수 있도록 면허제도를 폐지한다.
  ⇨ 많은 사람들이 보건의료서비스를 제공할 수 있도록 면허제도를 폐지하여 공급의 독점성을 해결한다.

---

04 할론(Halon)의 우선순위 결정방법 정답 ④

BPR(Basic Priority Rating) = (A + 2B) × C으로 산정한다.
여기서, A: 문제의 크기, B: 문제의 심각도, C: 사업의 추정 효과이다.
① [×] 근골격계질환 A: 2, B: 2, C: 3
  ⇨ 근골격계질환 (2 + 4) × 3 = 18
② [×] 정신건강 A: 2, B: 2, C: 5
  ⇨ 정신건강 (2 + 4) × 5 = 30
③ [×] 치아건강 A: 3, B: 2, C: 6
  ⇨ 치아건강 (3 + 4) × 6 = 42
❹ [○] 아동의 결식 A: 4, B: 3, C: 8
  ⇨ 아동의 결식 (4 + 6) × 8 = 80

05   보건프로그램의 경제성 평가 요소   정답 ①

❶ [O] 비용 – 효과분석
   ⇨ 비용 – 효과분석은 분석 대상 프로그램에서 같은 방법으로 측정한 하나의 효과에 대해 각각의 관련된 비용을 비교하여 어느 사업이 효과 단위당 비용이 적게 드는지 판단하는 것이며 결과 지표는 건강수준의 변화를 측정한다.

② [×] 비용 – 효용분석
   ⇨ 비용 – 효용분석은 화폐단위로 비용측정을 하고 건강에 대한 개인의 선호도를 나타내며, 일반적으로 질보정생존연수(QALYs: Quality Adjusted Life Years)로 측정한다.

③ [×] 비용 – 편익분석
   ⇨ 비용 – 편익분석은 비용 – 편익 분석에서 편익은 프로그램의 결과로 얻은 직접적인 편익뿐만 아니라 사회적 편익과 같은 간접적인 편익을 포함하여 측정한 비용 – 편익 분석에서 비용과 편익은 모두 화폐단위로 측정하며 총 편익에서 총비용을 빼서 구한 순편익으로 어느 프로그램이 더 좋은지를 평가한다.

④ [×] 비용 – 효용분석
   ⇨ 비용 – 편익분석은 할인율인 미래에 발생하는 비용과 편익을 현재가치로 환산할 때 사용하는 이자율을 결정할 수 있다.

06   주도집단에 따른 정책의제설정과정   정답 ④

① [×] 합리형
   ⇨ 합리형의 접근방법은 없다.

② [×] 동원형
   ⇨ 동원형은 정책결정자가 새로운 정책이나 사업계획을 채택하여 발표하면 자동적으로 공식적인 정부정책으로 확정이 되며 이러한 정책이나 사업계획을 효율적으로 집행하는 데 필요한 공중의 관심과 지원을 확보하기 위해서는 공중의 동원이 요청된다고 보는 모형으로 후진국형이다.

③ [×] 외부주도형
   ⇨ 외부주도형은 정부 밖에 있는 집단이 압력을 가하여 사회문제를 해결해 줄 것을 요구하는 유형이다.

❹ [O] 내부접근형
   ⇨ 내부접근형은 정부 내의 관료집단이나 정책결정자에게 쉽게 접근할 수 있는 외부집단에 의해 주도되어 최고정책결정자에게 접근하여 문제를 정책의제화하는 경우이다.

07   사회보험과 민간보험   정답 ④

① [×] 정액제의 보험료 부담방식이다.
   ⇨ 매달 정해진 일정금액과 계약을 하는 것으로 정액제의 보험료 부담방식이다.

② [×] 보험자 위험 선택이 가능하다.
   ⇨ 보험자의 직업이나 환경에 따라 위험 선택이 가능하다.

③ [×] 차등급여를 제공한다.
   ⇨ 민간보험은 금액을 많이 부담한 대상자에게 많은 보험금이 지급되는 차등급여를 제공한다.

④ [O] 집단보험이다.
   ⇨ 민간보험은 개인이 계약을 하는 임의보험식의 개인보험이고, 사회보험은 집단보험이다.

08   계급제의 장점   정답 ④

① [×] 일반행정가보다는 전문행정가를 선호한다.
   ⇨ 직위분류제는 개방형 인사제도이며, 일반행정가보다는 전문행정가를 선호한다.

② [×] 직무의 종류와 곤란성 및 책임성의 정도를 기준으로 공직을 분류하는 제도이다.
   ⇨ 직위분류제는 직급과 등급이 직무의 책임도·곤란도를 기준으로 하여 상·하직 공무원 간의 계급의식이 크지 않다.

③ [×] 개인의 업무수행능력을 중시하여 공무원을 채용한다.
   ⇨ 직위분류제는 개인의 업무수행능력과 지식·기술을 중시하여 공무원을 채용한다.

❹ [O] 의사소통, 협조, 조정이 원활하다.
   ⇨ 계급제의 장점으로 의사소통, 협조, 조정이 원활하다는 점이 있다.

09   PRECEDE – PROCEED모형   정답 ④

① [×] 의료인의 권고
   ⇨ 의료인의 권고는 강화요인의 예시이다.

② [×] 보건지식
   ⇨ 보건지식은 성향요인의 예시이다.

③ [×] 사회적 유익성
   ⇨ 사회적 유익성은 강화요인의 예시이다.

❹ [O] 접근성
   ⇨ 접근성은 촉진요인의 예시이다.

10   리더십의 특징   정답 ④

① [×] 거래적 리더십
   ⇨ 거래적 리더십은 상황에 따라 리더가 조직구성원에게 제공하는 보상을 기초로 영향력을 발휘하는 리더십이다.

② [×] 카리스마리더십
   ⇨ 카리스마리더십에서는 리더십이 구성원들의 리더에 대한 지각의 결과로 보고 리더가 남들이 갖지 못한 천부적인 특성이 있다고 느낄 때 발휘된다.

③ [×] 슈퍼리더십
   ⇨ 슈퍼리더십은 구성원들이 셀프리더가 될 수 있도록 이끄는 과정이며, 슈퍼리더는 구성원을 셀프리더로 육성하는 사람이다.

❹ [O] 임파워먼트 리더십
⇨ 임파워먼트 리더십에 대한 설명이다.

📄 **임파워먼트 리더십**

1. 개념: 조직 구성원에게 업무와 관련된 자율권을 보장하여 구성원의 잠재력을 극대화시키는 리더십을 말한다.
2. 핵심: 권한의 공유와 혁신
3. 제한된 범위에서 권한이 위임되는 권한 위임과 구별된다.
4. 부하에게 권한 공유와 격려를 통해 힘을 실어주어 나타나는 마음의 상태이다.
5. 구성요소: 역량감, 자기결력력, 영향력이 있다.

---

11 우리나라 의료기관 인증제도   정답 ③

① [O] 인증유효기간은 4년이다.
⇨ 인증유효기간은 4년과 조건부 1년이 있다.
② [O] 인증평가 내용은 「의료법」에 의거하여 사회적으로 공인된 평가제도이다.
⇨ 우리나라 의료기관 인증제도의 특징으로 옳다.
❸ [X] 인증제도는 상대평가로 매년 신청기관의 40% 안에 들어야 인증마크를 받을 수 있다.
⇨ 인증제도는 절대평가로 정해진 점수 이상만 되면 인증마크를 받을 수 있다.
④ [O] 정신병원은 「의료법」에 의거하여 병원으로 분류되어 의무사항에서 제외되었다.
⇨ 요양병원은 반드시 신청하여 평가를 받아야 한다.

---

12 의사결정방법   정답 ③

① [X] 브레인스토밍
⇨ 브레인스토밍은 자주적인 아이디어를 대면적으로 제시하는 집단토의이다.
② [X] 명목집단기법
⇨ 명목집단기법은 언어적 의사소통(대화, 토론) 없이 개인 의견을 제출하고, 구성원 간에 토의를 거쳐 투표로 의사를 결정하는 방법이다.
❸ [O] 델파이기법
⇨ 델파이기법은 문제에 대해 몇 명의 전문가들이 독립적인 의견을 우편으로 수집 → 의견을 반영하여 설문지 수정 후 다시 의견을 제시하는 절차를 반복함 → 최종적인 합의가 이루어질 때까지 논평하는 과정으로 이루어진다.
④ [X] 전자회의
⇨ 전자회의는 컴퓨터 기술과 명목집단기법을 혼합한 것이다.

---

13 과학적 관리이론   정답 ④

① [O] 차별성과급제
⇨ 과학적 관리이론에 따라 근로자의 업무생산성에 따른 공정하고 수용가능한 업무수행 평가방법을 적용하고 이에 따른 보수체계를 개발하여 차별성과급제를 만들었다.
② [O] 시간동작 – 연구를 통한 인력 산정
⇨ 과학적 관리이론에 따라 시간과 동작연구를 통해 근로자의 작업 시간을 측정한다.
③ [O] 기능적 업무 전달체계 도입
⇨ 과학적 관리이론에 따라 효율적 업무성과를 위해 간호부에서는 기능적 업무 전달체계를 도입하였다.
❹ [X] 직무개선 및 인간관계 증진
⇨ 직무개선 및 인간관계 증진은 인간관계론에 대한 설명이다.

---

14 브룸(Vroom)의 기대이론   정답 ③

① [X] 이번 달 친절직원이 되기 위해 목표를 세웠다.
⇨ 목표설정이론에 따라 이번 달 친절직원이 되기 위해 목표를 세웠다.
② [X] 근무성적을 높이기 위하여 칭찬이나 금전 등의 보상방법을 도입하였다.
⇨ 강화이론에 따라 근무성적을 높이기 위하여 칭찬이나 금전 등의 보상방법을 도입하였다.
❸ [O] 업무 성적 결과에 대한 보상에 따라 생산성의 차이가 발생하였다.
⇨ 기대이론에 따라 업무 성적 결과에 대한 보상에 따른 생산성의 차이가 발생하였다.
④ [X] 모든 직원이 동등한 대우를 받는다고 생각될 때 동기가 부여되었다.
⇨ 공정성 이론에 따르면 모든 직원이 동등한 대우를 받는다고 생각될 때 동기가 부여된다.

---

15 프렌치와 레이븐의 권력의 유형   정답 ③

① [X] 보상적 권력
⇨ 보상적 권력은 다른 사람에게 물질적 또는 정신적 보상을 제공할 수 있는 권력이다.
② [X] 합법적 권력
⇨ 합법적 권력은 조직의 규정, 법규, 제도 등을 근거로 한 공식적 권력으로 조직의 지위나 직무 권한과 관련된 권력이다.
❸ [O] 준거적 권력
⇨ 준거적 권력은 높은 수준의 자질과 덕망을 보임으로써, 그를 존경하고 추종하고자 할 때 갖는 권력이다.
④ [X] 전문적 권력
⇨ 전문적 권력은 특정 분야에 전문 지식이나 기술, 독점적인 정보를 가질 때 발생하는 권력이다.

16 레빈의 변화단계 정답 ②

① [×] 해빙단계
⇨ 해빙단계는 구성원이 변화의 필요성과 문제를 인식하고 문제 해결을 통해 변화하고자 하는 동기를 가지는 단계이다.
❷ [O] 변화단계
⇨ 변화단계는 새로운 것에 대한 수용을 유도하고 이를 내면화시키는 단계이다.
③ [×] 재동결단계
⇨ 재동결단계는 추진력과 저항력 사이에 새로운 균형이 이룩됨으로써 변화가 바람직한 상태로 정착되는 것이다.
④ [×] 응고단계
⇨ 응고단계는 해빙의 조직의 변화에 없다.

17 관리자의 통솔 범위 정답 ③

① [×] 조직의 방침이 명확할수록
⇨ 조직의 방침이 명확할수록 통솔 범위는 넓어진다.
② [×] 부하의 과업이 비전문적일수록
⇨ 부하의 과업이 비전문적일수록 통솔 범위는 넓어진다.
❸ [O] 관리자의 경영기능이 많고 복잡할수록
⇨ 관리자의 경영기능이 많고 복잡할수록 통솔 범위는 좁아진다.
④ [×] 유능한 막료의 지원이 많을수록
⇨ 유능한 막료의 지원이 많을수록 통솔 범위는 넓어진다.

18 하향적 의사소통방법 정답 ①

면담, 상담, 제안은 상향적 의사소통이다.
❶ [×] 업무지시
⇨ 업무지시는 하향적 의사소통이다.

19 직무평가의 방법 정답 ②

① [×] 서열법
⇨ 각 직무를 최상위부터 최하위까지 비교·평가하여 순위별로 계층화한다. 직무의 상대적 가치를 결정하는 요소들이 어떤 것인가를 구체적으로 구분하지 않고 직무의 중요도와 장점에 따라 종합적으로 판단하여 전체적 순위를 정하는 것이다.
❷ [O] 점수법
⇨ 직무를 구성하는 요소를 확인하고 중요도에 따라 가중치를 부과하여 점수로 나타내어 평가하는 것이다. 평가요소를 선정하고 각 평가요소에 중요도에 따라 가중치를 부여하여 합산한다.
③ [×] 분류법
⇨ 직무를 사전에 만들어 놓은 등급에 따라 평가하는 방법이다. 조직 내의 모든 직무를 확인한 뒤 같거나 유사한 직무를 같은 등급으로 묶어 평가한다.
④ [×] 요소비교법
⇨ 서열법에서 발전된 기법으로 각 직무의 보상요인별로 서열을 정하는 법이다. 특정한 직무를 선정하여 서열을 매기는 방법이다.

20 헤크만과 올드햄의 직무설계를 위한 직무특성모형 정답 ④

① [×] 직무확대
⇨ 직무확대는 과업의 수평적 확대로, 현재의 직무에 과업의 수를 증가시키는 방법이다.
② [×] 직무단순화
⇨ 직무단순화는 분업이나 전문화로 이해할 수도 있고 한 사람이 담당할 과업의 수를 줄여서 직무를 단순화시킨 것이다.
③ [×] 직무충실화
⇨ 직무충실화는 직무수행자의 과업은 변하지 않고, 직무수행자 스스로 그 직무를 계획하고 통제하도록 위임하는 것이다.
❹ [O] 직무특성이론
⇨ 직무특성이론은 해크만과 올드햄(Hackman & Oldham)이 개발한 기법이며, 직무충실화이론에 기초로 실천전략을 제시하여 직무충실화의 문제점을 보완한 것이다. 직원 개인 간 다양성과 차이성을 고려하여 직무의 적합성, 최상의 동기부여, 결과의 측정과 평가방법을 동기부여를 고려하여 직무를 설계하는 이론이다.

▶ 정답   p. 32

01	④	Ⅲ	06	③	Ⅲ	11	②	Ⅲ	16	①	Ⅲ
02	③	Ⅱ	07	③	Ⅲ	12	①	Ⅰ	17	③	Ⅲ
03	④	Ⅱ	08	④	Ⅲ	13	②	Ⅲ	18	①	Ⅰ
04	②	Ⅲ	09	①	Ⅲ	14	④	Ⅲ	19	④	Ⅰ
05	①	Ⅲ	10	④	Ⅲ	15	③	Ⅲ	20	④	Ⅲ

▶ 취약 단원 분석표

단원	맞힌 답의 개수
Ⅰ	/ 3
Ⅱ	/ 2
Ⅲ	/ 15
TOTAL	/ 20

Ⅰ 보건행정의 이론적 기초 / Ⅱ 보건행정의 기획과 정책제도 / Ⅲ 보건행정의 과정

---

01 비정형 의사결정   정답 ④

① [O] 장기적 기획
⇨ 장기적인 미래 기획은 비정형적인 의사결정을 해야 하는 상황으로, 최고관리자가 기획한다.
② [O] 응급환자 발생
⇨ 응급환자가 발생한 것은 비정형적인 의사결정을 해야 하는 상황이다.
③ [O] 재난 발생
⇨ 재난 발생은 비정형적인 의사결정을 해야 하는 상황이다.
❹ [X] 표준화된 사례관리
⇨ 표준화된 사례관리는 정형적인 의사결정을 해야 하는 상황이다.

02 보건기획의 제약요인   정답 ③

① [X] 기획목표설정상의 갈등과 대립
⇨ 보건기획의 제약요인 중 기획목표설정상의 갈등과 대립은 기획당사자와 이해당사자 간의 이해 대립, 정치적·경제적 요인 등의 작용으로 명확한 목표설정이 어렵다는 것이다.
② [X] 미래예측의 곤란성, 비용과 시간
⇨ 보건기획의 제약요인 중 미래예측의 곤란성, 비용과 시간은 미래에 대한 정확한 예측이 곤란하고 불확실한 미래에 대한 효과적인 계획을 세울 수 없으며, 기획은 많은 시간이 소요된다는 것이다.
❸ [O] 기획의 그레샴 법칙
⇨ 보건기획의 제약요인 중 기획의 그레샴 법칙은 특별한 노력이 요구되지 않는 정형화된 기획에 주력하고 비정형적 기획을 기피하는 경향이다.
④ [X] 기획의 경직성
⇨ 기획 집행상 제약요인 중 기획의 경직성은 융통성 없는 행정을 초래할 수 있고, 변동하는 사회에 대한 적응력도 약하게 한다.

03 의사결정 예측기법   정답 ④

① [X] 간트 차트(Gantt Chart)
⇨ 간트 차트(Gantt Chart)는 실제 업무진행을 비교하여 시각적인 효과, 업무나 프로젝트를 쉽게 파악하고 일정을 확인하여 평가하는 데 유용하다.
② [X] PERT(Progrm Evaluation and Review Techique)
⇨ PERT는 불확실한 상태에서 기획과 통제, 프로젝트의 주요 활동을 순서대로 분석, 진행도표로 나열하여 각 활동의 소요시간을 할당하는 방법이다.
③ [X] 의사결정나무(Decision tree)
⇨ 의사결정나무는 특정한 문제에 대하여 가능한 대안, 결과, 위험, 정보 요구도 등을 나뭇가지 모양을 통해 확인하는 것이다.
❹ [O] 주경로 기법(CPM)
⇨ 주경로 기법은 완성시간만을 추정하는 방법이다. 소요시간이 확실한 경우, 최우선 작업과 전체 프로젝트의 최단 소요시간을 추정하기 위해 사용한다.

04 조직 개발의 기법   정답 ②

① [X] 팀 구축
⇨ 팀 구축은 조직 내 팀을 통해 조직구성원들을 변화시키는 방법이다.
❷ [O] 아웃소싱
⇨ 아웃소싱은 자신의 조직이 수행하는 다양한 활동 중 전략적으로 중요하면서도 가장 잘 할 수 있는 분야나 핵심역량에 모든 자원을 집중시키고 나머지 활동의 기획 및 운영 일체를 해당 분야에서 세계적으로 뛰어난 전문기업에 맡김으로써 기업의 경쟁력을 제고시키는 전략이다.
③ [X] 감수성 훈련
⇨ 감수성 훈련은 10명 내외의 서로 잘 모르는 사람들로 그룹을 형성한 다음, 훈련된 리더의 지휘 아래에서 합숙, 단체훈련, 집단토론 등을 통해 대인관계기술을 향상시키는 방법이다.

④ [×] 다운사이징
⇨ 다운사이징은 기구의 축소 또는 감원을 가져오는 것으로 오랫동안 불필요하게 유지되어 온 군살은 없는지, 과도한 조직기구 확장은 없는지, 필요 이상의 인력을 보유하고 있는지 등을 분석하여 기구 축소와 감원을 유도하는 전략이다.

05 조직구조의 형태 정답 ①

❶ [O] 직능조직
⇨ 직능조직은 기능이나 역할에 따른 전문화의 원리에 의해 설계된 조직으로 직능조직의 스태프는 직무유형에 따라 집단화된 부서를 지휘하고 통솔한다.
② [×] 라인조직
⇨ 라인조직은 최고 관리자에서 최하위직에 이르기까지 계층적 구분을 갖고, 지시와 명령이 직선으로 확인된다.
③ [×] 라인 - 스텝조직
⇨ 라인 - 스텝조직은 계선 - 막료조직이라고도 하며, 라인조직을 도와서 전문적 지식과 기술 및 경험을 목표달성의 위해 간접적으로 지원하는 조직이다
④ [×] 프로젝트조직
⇨ 프로젝트조직은 임시조직으로 조직 내에서 특별한 과업을 수행하기 위해 특별한 목적으로 설치된 조직이다.

06 보건기획의 원칙 정답 ③

① [×] 표준화의 원칙
⇨ 표준화의 원칙은 보건기획의 대상이 되는 예산, 서비스 및 사업방법 등의 표준화를 통하여 용이하게 보건기획을 수립한다.
② [×] 신축성의 원칙
⇨ 신축성의 원칙은 미래의 환경을 정확하게 예측하여 기획을 수립하기란 불가능하기 때문에 유동적인 환경과 상태에 대하여 필요시 수정될 수 있다.
❸ [O] 안정성의 원칙
⇨ 안전성의 원칙은 보건기획은 소기의 목적을 달성하기 위하여 고도의 안전성이 요구된다. 빈번한 기획의 수정은 피해야 한다.
④ [×] 경제성의 원칙
⇨ 경제성의 원칙은 현재 사용 가능한 자원 활용한다. 최소의 투입으로 최대의 목표를 달성할 수 있도록 작성된다.

07 리더 정답 ③

① [×] 셀프리더
⇨ 셀프리더는 구성원 자신의 행동을 통제하고, 영향력을 행사하기 위해 행동전략과 인지전략을 사용하는 리더이다. 자기관리 개념을 확장하여 만츠(Manz, 1986)가 X, Y이론의 관점에서 제안하였다.

② [×] 슈퍼리더
⇨ 슈퍼리더는 구성원들이 스스로를 리드해 나가도록 이끄는 사람이고 구성원을 셀프리더로 육성하는 리더이다.
❸ [O] 서번트리더
⇨ 서번트리더는 리더가 부하를 섬기는 자세로 그들의 성장 및 발전을 돕고 조직목표 달성에 부하 스스로 기여하도록 만드는 리더이다.
④ [×] 변혁적 리더
⇨ 변혁적 리더는 조직의 미래에 대한 비전을 제시하고, 구성원들이 가능하다고 생각하는 것보다 높은 수준의 동기를 촉진하고 고무하는 사람이다.

08 평가기법 정답 ④

① [×] 중요사건기술법
⇨ 중요사건기술법은 성과에 중요한 매우 효과적이고, 비효과적인 행위들을 기술하는 진술문으로 이례적인 행동을 지나치게 강조하여 평균적인 행동이나 전형적인 행동을 무시하게 되는 위험이 있다.
② [×] 평점척도
⇨ 평점척도는 직원의 자질을 직무수행상 달성한 정도에 따라 사전에 마련된 것으로 가장 오래된 평가기법이다.
③ [×] 에세이 기법
⇨ 에세이 기법은 자유기술법으로 시간의 경과에 따라 구성원들 행위의 강한 면을 기술함으로써 성과를 평가하는 방법이다.
❹ [O] 행위기준 평점척도
⇨ 행위기준 평점척도는 전통적 인사고과 시스템의 한계점 극복, 보완을 위해 개발된 평가기법으로 중요사건 또는 행위 기준의 예들의 척도를 보다 직무에 특이적이게 해주어 평가하는 것으로 평가의 주관성을 줄일 수 있다.

09 갈등의 역기능 정답 ①

❶ [×] 조직의 생산성이 증가한다.
⇨ 갈등의 순기능으로 조직의 문제를 인식하고 활동력이 증가하여 생산성이 증가한다는 점이 있다.
② [O] 변화와 쇄신에 대한 저항성이 증가한다.
⇨ 갈등의 역기능으로 변화와 쇄신에 대한 저항성이 증가한다는 점이 있다.
③ [O] 조직의 사기가 저하된다.
⇨ 갈등의 역기능으로 독재자의 출현, 파벌의식의 조성하여 조직의 사기가 저하된다는 점이 있다.
④ [O] 조직의 관리통제가 편리하다.
⇨ 갈등의 역기능으로 유통성 없는 공식화, 경계의식이 증가하여 조직의 관리와 통제가 어렵다는 점이 있다.

10 내부 모집 정답 ④

특별행사 모집, 직업안정기관, 교육기관은 외부 모집이다.
❹ [○] 원내공개 모집
⇨ 원내공개 모집은 내부 모집이다.

11 의사소통의 유형 정답 ②

① [×] 품의제도, 결재제도
⇨ 상향적 의사소통(하의상달식)은 조직의 공식 경로를 통해서 메시지가 하위에서 상위로 전달되는 공식적인 의사결정방법으로 제안, 여론조사, 회의, 면담, 상담, 품의제도, 면접, 보고, 결재제도 등이 있다.
❷ [○] 업무지시, 규칙
⇨ 하향적 의사소통(상의하달식)은 메시지가 조직의 상위계층에서 하위계층으로 전달되는 것으로 업무지시, 규칙, 편람, 게시판, 구내방송, 직무기술서, 회의, 명령 등이 있다.
③ [×] 회람, 실무회의
⇨ 수평적 의사소통은 조직 내의 위계수준이 같은 구성원이나 부서 간의 의사소통으로 회람, 실무회의, 협동회의, 사전심사, 사후통지(통보) 등이 있다.
④ [×] 협동회의, 사전심사
⇨ 협동회의, 사전심사는 수평적 의사소통의 방법이다.

12 브레이크(Blake)와 무튼(Mouton)의 관리격자 모형 정답 ①

❶ [○] 친목형
⇨ 친목형은 인간에 대한 관심은 높고 생산에 대한 관심은 낮다.
② [×] 과업형
⇨ 과업형은 인간적인 요소는 최소화하고 과업에 대한 능력을 중시하는 유형이다.
③ [×] 타협형
⇨ 타협형은 생산과 인간적 요소는 절충하여 적당한 수준의 성과를 지향하는 유형이다.
④ [×] 단합형
⇨ 단합형은 생산과 인간에 대한 관심이 높은 가장 이상적인 유형이다.

13 매슬로우(Maslow)의 욕구단계이론 정답 ②

① [×] 생리적 욕구
⇨ 매슬로우(Maslow)는 인간이 가장 최우선적으로 요구하는 욕구는 가장 첫 번째 단계로 생리적 욕구생존라고 보았다. 생리적 욕구에는 의·식·주 욕구와 성욕, 호흡 등의 신체적 욕구 등이 있다.

❷ [○] 존경의 욕구
⇨ 존경의 욕구는 매슬로우(Maslow)의 욕구단계이론 중 네 번째 단계이고, 타인으로부터의 존경, 자아존중, 타인에 대한 지배 욕구, 리더가 되고자 하는 욕구이다.
③ [×] 안전의 욕구
⇨ 안전의 욕구는 매슬로우(Maslow)의 욕구단계이론 중 두 번째 단계이고, 물질적 안정, 타인의 위협이나 재해로부터의 안전 등이 있다.
④ [×] 자아실현의 욕구
⇨ 자아실현의 욕구는 매슬로우(Maslow)의 욕구단계이론 중 다섯 번째 단계이고, 자아발전과 이상적 자아를 실현하려는 욕구이다.

14 면접방법 정답 ④

① [×] 압박면접
⇨ 압박면접에서 면접자는 공격적이며 피면접자의 좌절을 유도한다. 이를 통해 면접자가 피면접자의 스트레스 상태에서 감정의 안정성 조절에 대한 인내도 등을 관찰하는 방법이다.
② [×] 패널면접
⇨ 패널면접은 다수의 면접자가 하나의 피면접자를 면접하는 방법(면접자들이 서로의 의견을 교환하여 피면접자를 광범위하게 조사함)이다.
③ [×] 집단면접
⇨ 집단면접은 특정 문제에 대해 자유토론을 할 수 있는 기회를 부여하고, 토론과정에서 개별적으로 적격 여부를 심사·판정하는 유형(시간 절약, 다수의 우열비교를 통한 리더십 있는 인재를 발견)이다.
❹ [○] 블라인드 면접
⇨ 블라인드 면접은 면접자의 편견을 제거하기 위한 방법으로 피면접자에 대한 기초자료와 정보 없이 면접하는 방법이다.

15 예산수립과정 정답 ③

❸ [○] 예산편성 → 예산심의 및 확정 → 예산집행 → 결산 및 보고
⇨ 예산의 편성은 예산안 수립에서 예산안 확정에 이르는 과정이다. 예산심의 및 확정단계에서는 예산의 정당성을 대비하여 철저히 준비한다(각 사업의 필요성, 목적, 추가비용 및 재원마련 방안 등). 예산집행은 예산위원회에서 심의하고 확정한 예산을 각 부서에서 사업계획에 따라 집행하는 단계이다. 결산 및 보고는 회계연도 동안 조직에서 발생한 수입과 지출 실적을 사후적으로 정리하는 재정보고의 단계이다.

16   보건진료전담공무원   정답 ①

❶ [×] 자격은 의료진 모두 가능하다.
⇨ 보건진료 전담공무원은 보건진료소에 배치되어 의료행위, 건강증진사업 등의 역할을 수행하는 전문 인력으로, 간호사·조산사 면허 보유자가 직무교육과정을 수료했을 때 보건진료 전담공무원 자격을 갖추게 된다.

17   직무명세서   정답 ③

직무명세서의 내용으로 옳은 것은 ㄱ, ㄴ, ㄷ, ㄹ이다.
ㄱ. [O] 신장과 체중
ㄴ. [O] 연령
ㄷ. [O] 교육 수준
ㄹ. [O] 이해력 수준
ㅁ. [×] 직무요건
⇨ 직무요건은 직무기술서의 내용이다.

18   자료의 보존기간   정답 ①

❶ [×] 진료기록부: 5년
⇨ 진료기록부의 보존기간은 10년이다.

19   엽관주의   정답 ④

① [×] 행정국가의 성립
⇨ 행정국가의 성립은 행정기능의 질적 변화와 양적 증대는 이에 맞는 전문적인 능력을 갖춘 관료를 요청하게 되었다.
② [×] 기회균등과 공개경쟁 시험
⇨ 실적주의는 기회균등과 공개경쟁 시험을 본다.
③ [×] 정당정치의 변질
⇨ 정당정치의 변질은 정당조직이 대규모화해 가고 과두제화 되어감에 따라 정당의 기능에 변질을 가져왔다. 정당조직의 대규모화는 엄격한 당규를 필요로 했고, 이는 소수간부에 의한 과두제화를 가져왔다.
❹ [O] 관료제의 민주화 촉진
⇨ 관료제의 민주화 촉진은 엽관주의의 장점이다.

20   허츠버그의 2요인이론   정답 ④

보수, 근무조건, 대인관계는 위생요인이다.
❹ [O] 책임감
⇨ 책임감은 동기요인이다.

정답

p. 36

01	③	I	06	④	I	11	④	I	16	④	III
02	④	I	07	④	I	12	②	I	17	④	II
03	①	III	08	②	I	13	①	I	18	②	II
04	②	III	09	①	I	14	②	I	19	①	II
05	①	I	10	①	I	15	③	I	20	①	II

취약 단원 분석표

단원	맞힌 답의 개수
I	/ 13
II	/ 4
III	/ 3
TOTAL	/ 20

I 보건행정의 이론적 기초 / II 보건행정의 기획과 정책제도 / III 보건행정의 과정

---

01 행위별 수가제 　　　　　　　　정답 ③

① [X] 행정적으로 간편하다.
　⇨ 포괄수가제의 설명이며 행위별수가제는 행위 하나하나 마다 수가계산을 해야 하므로 복잡하고 시간이 많이 걸린다.
② [X] 의료의 질이 낮다.
　⇨ 행위별 수가제는 의료의 질이 높고 이런 부분에서 대상자의 만족감이 높다.
❸ [O] 의사의 자율성이 보장된다.
　⇨ 자유방임형으로 의사의 자율성이 보장되어 의료의 질이 높다.
④ [X] 진료 대기 시간이 상대적으로 길다.
　⇨ 인두제의 설명이다.

02 WHO 보건행정의 범위 　　　　　정답 ④

환경위생, 모자보건, 보건간호 및 보건 관련 기록의 보존, 대중에 대한 보건교육, 감염병 관리, 의료 등이 WHO 보건행정의 범위이다.
❹ [O] 보건통계
　⇨ 보건통계는 에머슨(Emerson)의 보건행정의 범위이다.

03 신고전주의 인간관계론 　　　　　정답 ①

❶ [O] 비공식 집단의 활성화
　⇨ 비공식 집단의 활성화는 인간관계론에 대한 설명이다.
② [X] 지나친 공식적 체계 유지
　⇨ 지나치게 공식적인 체계를 유지하여 규칙과 절차만 따르는 관리자에 의해 조직이 경직된다.
③ [X] 상황을 고려한 근로자 관리
　⇨ 상황을 고려한 근로자 관리는 작업의 적합한 근로자의 선발과 훈련을 하는 과학적 관리이론이다.

④ [X] 시간-동작 분석을 통한 전문적 업무 개선
　⇨ 시간-동작 분석은 과학적 관리론으로 고전적 관리이론의 하나이다.

04 조직이론 　　　　　　　　　　　정답 ②

① [X] 목표관리이론
　⇨ 목표관리이론은 상관이 목표에 의한 관리를 위해 기본 틀을 개발하고, 부하는 그 목표를 제안하여 상관과 부하 간에 목표가 합의된다.
❷ [O] 상황이론
　⇨ 상황이론은 조직 외부의 환경이 조직과 그 하위 시스템에 미치는 영향과 조직의 유효성이 높아지는 시스템 간의 관계를 설명하려는 이론이다.
③ [X] 체계이론
　⇨ 체계이론은 조직이 하나의 개방체계인 시스템이며, 하나의 목적을 달성하기 위해 여러 요소가 연결되고 상호작용하는 결합체를 말한다.
④ [X] 과학적 관리이론
　⇨ 과학적 관리이론은 업무의 효율성과 생산성을 향상시키는 방법에 대해 과학적 원칙을 적용한다.

05 제5차 HP 건강증진종합계획의 비감염성 질환 지표 　정답 ①

❶ [O] 손상사망률
　⇨ 손상사망률은 비감염성질환 예방관리의 지표이다.
② [X] 주관적 건강인지율
　⇨ 주관적 건강인지율은 인구집단별 건강관리 영역 중 노인의 주관적 건강인지율을 의미한다.
③ [X] 건강정보이해능력 수준
　⇨ 건강정보이해능력 수준은 건강친화적 환경구축 지표이다.

④ [×] 치매안심센터의 치매환자 등록·관리율
⇨ 치매안심센터의 치매환자 등록·관리율은 정신건강관리의 지표이다.

---

06 건강도시의 필수조건 정답 ④

① [○] 깨끗하고 안전한 도시환경
⇨ 깨끗하고 안전하며, 질(Quality) 높은 도시의 물리적 환경이다.
② [○] 시민의 높은 참여와 통제
⇨ 개개인의 삶, 건강 및 복지에 영향을 미치는 문제에 대한 시민의 높은 참여와 통제이다.
③ [○] 혁신적인 도시 경제
⇨ 다양하고 활기 넘치며, 혁신적인 도시 경제이다.
❹ [×] 질병치료중심 활동
⇨ 모든 시민에 대한 적절한 공중보건 및 치료 서비스를 최적화하는 것이다.

---

07 계획된 행위이론의 구성요소 정답 ④

① [×] 행동에 대한 태도
⇨ 행동에 대한 태도는 개인이 특정 행위에 대해 내리는 긍정적 혹은 부정적 평가의 정도이다.
② [×] 주관적 규범
⇨ 주관적 규범은 행위 수행 여부에 대해 느끼는 사회적 압력을 개인이 인지하는 것이다.
③ [×] 행동에 대한 의도
⇨ 행동에 대한 의도는 특정 행동에 대한 동기유발이나 준비를 의미하는 것으로, 인간이 어떤 행동을 실행할 동기가 얼마나 강한지 알 수 있다.
❹ [○] 지각된 행동통제
⇨ 지각된 행동통제는 계획된 행위이론의 구성요소로 특정 행위를 수행하는 데 어려울 것이라고 착각 또는 쉽게 해낼 수 있을 것이라고 지각하는 것이다. 합리적 행위이론에 하위구성요소에는 해당되지 않는다.

---

08 의료인 정답 ②

의료인은 의사, 치과의사, 한의사, 조산사, 간호사이다(「의료법」 제2조).
❷ [×] 약사
⇨ 약사 및 한약사(「약사법」 제2조)는 「의료법」상 의료인이 아니다.

---

09 의료기관 정답 ①

❶ [○] 조산원은 조산사가 조산과 임산부 및 신생아를 대상으로 보건활동과 교육·상담을 하는 의료기관을 말한다.
⇨ 조산원에 대한 설명으로 옳다.
② [×] 병원·치과병원·한방병원 및 요양병원은 100개 이상의 병상을 유지해야 한다.
⇨ 병원·치과병원·한방병원 및 요양병원은 30개 이상의 병상(병원·한방병원만 해당) 또는 요양병상(요양병원만 해당하며, 장기입원이 필요한 환자를 대상으로 의료행위를 하기 위하여 설치한 병상을 말함)을 갖추어야 한다.
③ [×] 의사, 치과의사 또는 한의사가 주로 입원환자를 대상으로 의료행위를 하는 의료기관으로는 의원, 치과의원, 한의원이 있다.
⇨ 의사, 치과의사 또는 한의사가 주로 외래환자를 대상으로 의료행위를 하는 의료기관으로는 의원, 치과의원, 한의원이 있다.
④ [×] 종합병원은 50개 이상의 병상을 갖춰야 한다.
⇨ 종합병원은 100개 이상의 병상을 갖춰야 한다.

---

10 보건소의 기능 및 업무 정답 ①

건강 친화적인 지역사회 여건의 조성, 지역보건의료정책의 기획, 조사·연구 및 평가, 보건의료 관련기관·단체, 학교, 직장 등과의 협력체계 구축은 보건소의 기능 및 업무로 옳다.
❶ [×] 건강도시 구현
⇨ 건강도시 구현은 보건소의 기능 및 업무가 아니다.

---

11 보건의료서비스의 특징 정답 ④

① [×] 노동집약적
⇨ 재고가 있을 수 없는 공급 독점적·개별적 주문생산이므로 대량 생산이 불가능하며 원가절하가 되지 않는다.
② [×] 외부효과
⇨ 외부효과는 각 개인의 건강과 관련된 자의적 행동이 타인에게 파급되는 좋은 혹은 나쁜 효과로서의 결과를 뜻한다.
③ [×] 정보의 비대칭성
⇨ 정보의 비대칭성은 소비자의 무지 또는 소비자의 지식 부족이라고도 한다.
❹ [○] 자료의 불확실성
⇨ 건강문제는 개인적으로 볼 때 모두가 경험하는 것이 아니므로 불균등한 것이며 언제 발생할지 모르기 때문에 예측이 불가능하고, 긴급을 요하는 상황이 많이 발생하므로 경제적·심리적으로 준비하기가 어렵다는 것은 불확실성이다.

| **12** 병원의료기관 평가 | 정답 ② |

① [×] 인증 유효기간은 5년이다.
⇨ 인증 유효기간은 4년, 조건부 1년이다.
❷ [○] 인증은 절대평가를 통하여 평가여부를 결정한다.
⇨ 병원의료기관 평가에 대한 설명으로 옳다.
③ [×] 인증조사는 모든 병원이 의무적으로 시행해야 한다.
⇨ 인증조사는 요양병원이 의무적으로 시행해야 한다.
④ [×] 인증등급은 인증, 불인증이 있다.
⇨ 인증등급은 인증, 조건부 인증, 불인증이 있다.

| **13** 국가보건의료체계 하부구조의 구성요소 | 정답 ① |

❶ [○] 보건자원개발
⇨ 보건자원개발은 보건의료체계 안에서 보건의료를 제공하고 지원기능을 수행하기 위해 인적·물적 보건의료자원의 개발이 필요하다는 것이다.
② [×] 자원의 조직 및 배치
⇨ 자원의 조직 및 배치는 보건의료자원들이 서로 효과적인 관계를 맺고 개인이나 지역사회가 의료제공 기전을 통해 이들 자원과 접촉할 수 있도록 하는 것이다.
③ [×] 보건의료자원 서비스 제공
⇨ 보건의료자원 서비스 제공은 사업의 목적에 따라 건강증진활동, 예방활동, 진료활동, 재활활동으로 구분이 가능하다.
④ [×] 보건의료관리
⇨ 보건의료체계 전체 조직의 운영을 원활하게 하기 위해서는 보건의료관리가 매우 중요하다.

| **14** 보건의료체계의 유형 | 정답 ② |

① [×] 자유기업형 보건의료체계
⇨ 자유기업형 보건의료체계는 민간의료시장이 매우 강력하고 크다.
❷ [○] 복지지향형 보건의료체계
⇨ 복지지향형 보건의료체계에서는 정부나 제3지불자들이 다양한 방법으로 민간보건의료시장에 개입한다.
③ [×] 포괄적 보장형 보건의료체계
⇨ 포괄적 보장형 보건의료체계는 복지지향형보다 시장개입의 정도가 더 심하다. 여기서는 전국민이 완전한 보건의료서비스를 무상으로 받게 된다.
④ [×] 사회주의 계획형 보건의료체계
⇨ 사회주의 계획형 보건의료체계는 정부에 의한 시장개입이 가장 심하다.

| **15** 인두제의 특징 | 정답 ③ |

① [×] 경상의료비가 상승한다.
⇨ 행위별 수가제는 경상의료비가 상승하고 인두제는 경상의료비가 감소한다.
② [×] 행위에 대한 점수들로 일정비율의 금액을 환산한다.
⇨ 행위별 수가제는 행위에 대한 점수들로 일정비율의 금액을 환산한다.
❸ [○] 1차 보건의료에 적합한 제도이며 예방중심 의료를 할 수 있다.
⇨ 인두제는 영국에서 사용 중이고, 1차 보건의료에 적합한 제도이며 예방중심 의료를 할 수 있다.
④ [×] 의사의 수입이 일정하지 않아서 직위가 불안하다.
⇨ 행위별 수가제는 의사의 수입이 일정하지 않아서 불안하고 인두제는 어느 정도 수입이 안정적이다.

| **16** 목표관리(MBO)의 특징 | 정답 ④ |

① [×] 장기목표를 추구한다.
⇨ 단기목표를 추구한다.
② [×] 신축성이 있다.
⇨ 비신축성이 있다.
③ [×] 구성원들에게 전적으로 목표 설정을 맡긴다.
⇨ 구성원들과 상급자가 함께 목표를 설정한다.
❹ [○] 자아실현을 할 수 있다.
⇨ 목표설정을 구성원들이 할 수 있으므로 자아실현을 할 수 있다.

| **17** 정책결정 과정 | 정답 ④ |

① [×] 문제의 인지
⇨ 문제의 인지는 정책결정의 첫 번째 단계로서 상황분석을 통해 정책문제가 무엇인지 정확히 인지할 필요가 있다는 것이다.
② [×] 정보의 수집 및 분석
⇨ 정보의 수집 및 분석은 문제가 인지되고 나면 그 문제의 해결을 위하여 관련된 정보와 자료를 수립하고 분석하는 단계이다.
③ [×] 대안의 작성 및 평가
⇨ 대안의 작성 및 평가는 다양한 과학적 관리기법이 활용되고 작성된 각각의 대안에 대한 비교와 분석이 이루어지는 단계이다.
❹ [○] 대안의 선택
⇨ 대안의 선택은 정책결정의 최종단계이다.

| **18** | 재분배정책 | 정답 ② |

① [×] 소비자보호정책
⇨ 소비자보호정책은 규제정책이다.
❷ [○] 누진소득세 적용
⇨ 누진소득세 적용은 재분배정책이다.
③ [×] 무의촌에 대한 보건진료 시행
⇨ 무의촌에 대한 보건진료 시행은 분배정책이다.
④ [×] 새로운 기국의 신설
⇨ 새로운 기국의 신설은 구성정책이다.

| **19** | 정책결정모형 | 정답 ① |

❶ [○] 합리모형
⇨ 합리모형은 의사결정자들은 관련된 모든 대안들을 탐색할 수 있고, 그 대안들에 대한 모든 정보를 고려하고 분석·예측하여 최선의 대안을 선택한다는 것을 전제로 한 이론모형이다.
② [×] 만족모형
⇨ 만족모형은 현실적으로 만족할만한 수준에서 결정된다는 이론이다.
③ [×] 점증모형
⇨ 점증모형은 기존의 정책에서 소폭적인 변화만을 가감한 정책이 채택된다는 모형이다.
④ [×] 혼합모형
⇨ 혼합모형은 근본적 결정은 큰 줄기(합리모형)에 해당하는 부분에 대한 결정으로 대안을 고려해서 대안의 결과평가에서 중요한 것만 고려하는 것으로 합리모형을 먼저 적용하고, 세부적 결정에서는 점증모형을 적용하여 조금씩 변화된 대안을 마련해 나가는 것을 설명한 모형이다.

| **20** | 5대 보험의 도입시기 | 정답 ① |

❶ [○] ㄱ → ㄴ → ㄹ → ㅁ → ㄷ
⇨ 우리나라의 5대 보험은 ㄱ. 산재보험 → ㄴ. 건강보험 → ㄹ. 국민연금 → ㅁ. 고용보험 → ㄷ. 노인장기요양보험 순서로 도입되었다.

> 📄 **우리나라 5대 보험의 도입 시기**
>
> 산재보험(1964.7.1.) → 건강보험(1977.7.1.) → 국민연금(1988.1.1.) → 고용보험(1995.7.1.) → 노인장기요양보험(2008.7.1.)

01 국가보건서비스 방식의 특징　정답 ①

❶ [O] 무료서비스를 제공한다.
⇨ 국민에게 무료의료 서비스를 제공한다.
② [×] 치료중심적이다.
⇨ 급여내용은 예방중심적이다.
③ [×] 행위별 수가제를 적용한다.
⇨ 행위별 수가제는 사회보험 방식이고, 국가보건서비스는 인두제 또는 봉급제를 적용한다.
④ [×] 일반의료기관중심으로 서비스를 제공한다.
⇨ 공공의료기관중심으로 서비스를 제공한다.

02 사회보장의 기능　정답 ④

① [O] 경제적 기능
⇨ 사회보장은 그 정책을 통하여 국민경제의 성장과 경제변동을 완화하는 기능이다.
② [O] 사회연대 기능
⇨ 위험분산을 통한 사회적 연대기능이다.
③ [O] 소득재분배 기능
⇨ 소득이 많은 계층에서 적은 계층으로 이전하는 사회적 소득분배로 분류한다.
❹ [×] 건강형평성 제고 기능
⇨ 건강형평성이란 인구집단 간에 불공평하고 피하거나 고칠 수 있는 건강 격차가 존재하지 않는 상태로 이해할 수 있다.

03 조직구조의 유형　정답 ③

① [×] 라인과 계선조직
⇨ 라인과 계선조직이 통합된 조직은 라인 – 계선조직이다.
② [×] 직능조직
⇨ 직능조직의 스태프는 직무유형에 따라 집단화된 부서를 지휘하고 통솔한다(업무수행의 평가, 조정, 관리의 책임을 짐).
❸ [O] 프로젝트조직
⇨ 프로젝트조직은 조직 내 특별한 과업을 수행하는 조직으로 특정 프로젝트를 수행하기 위해 여러 관련부서에서 파견된 사람들로 구성되며, 수평적 접촉 형태를 취한다.
④ [×] 매트릭스조직
⇨ 2명의 상사를 가지며, 두 조직 간의 관계 보완과 자원의 효율적 이용을 위해 사용된다.

04 에치오니의 복종의 형태에 의한 분류기준　정답 ②

① [×] 강제적 조직
⇨ 강제적 조직은 조직의 통제수단이 강제적이고 구성원들이 고도의 소외의식을 가진다.
❷ [O] 봉사조직
⇨ 블라우와 스코트(Blau & Scott)의 조직의 수혜자에 의한 분류기준에 따른 봉사조직은 고객을 위한 조직으로 조직은 고객과 정기적·직접적으로 관계를 가진다.
③ [×] 공리적 조직
⇨ 공리적 조직은 조직이 구성원에 대하여 임금을 제공하고 구성원은 조직으로부터 지급되는 보상만큼 일한다는 입장이다.
④ [×] 규범적 조직
⇨ 규범적 조직은 통제의 원천이 규범적 권한과 도덕적 복종에 부합하는 조직으로, 지도자의 개인적 영향력에 대한 의존과 비공식적 제재가 강하다.

05 상황이론의 특성 　　　　　정답 ①

❶ [○] 조직 외부의 환경이 조직과 그 하위 시스템에 미치는 영향과 조직의 유효성이 높아지는 시스템 간의 관계를 설명하려는 이론이다.
　⇨ 상황이론은 조직 외부의 환경이 조직과 그 하위 시스템에 미치는 영향과 조직의 유효성이 높아지는 시스템 간의 관계를 설명하려는 이론이다. 모든 상황에 적합한 유일하고 최선의 조직화 방법은 존재하지 않고, 상황에 따라 적용된다는 점을 강조한다.
② [×] 합법적 권한에 근거한 조직의 권한 체계 확립에 기여한다.
　⇨ 관료제 이론은 합법적 권한에 근거한 조직의 권한 체계 확립에 기여한다.
③ [×] 조직을 하나의 연결체로 이해한다.
　⇨ 조직을 하나의 연결체로 이해하는 것은 체계이론이다.
④ [×] 업무분석을 통한 직무표준화가 마련되었다.
　⇨ 과학적 관리이론에서는 업무분석을 통한 직무표준화가 마련되었다.

06 집단 의사결정기법 　　　　　정답 ③

① [×] 전자회의
　⇨ 전자회의는 컴퓨터 기술과 명목집단기법을 혼합한 것이다.
② [×] 델파이기법
　⇨ 델파이기법은 한 문제에 대해 몇 명의 전문가들이 독립적인 의견을 우편으로 수집 → 의견을 반영하여 설문지 수정 후 다시 의견을 제시하는 절차를 반복 → 최종적인 합의가 이루어질 때까지 논평하는 것이다.
❸ [○] 명목집단법
　⇨ 명목집단법은 언어적 의사소통(대화, 토론) 없이 개인 의견을 제출하고, 구성원 간에 토의를 거쳐 투표로 의사를 결정하는 법이다.
④ [×] 브레인스토밍
　⇨ 브레인스토밍은 자주적인 아이디어를 대면적으로 제시하는 집단토의이다.

07 거래적 리더십의 특징 　　　　　정답 ①

❶ [○] 구성원의 원하는 보상과 성과를 연계해준다.
　⇨ 거래적 리더십은 상황에 따라 리더가 조직구성원에게 제공하는 보상을 기초로 영향력을 발휘하는 리더십이다.
② [×] 현상유지를 변화시키려는 노력을 한다.
　⇨ 변혁적 리더십은 현상을 변화시키려는 노력을 한다.
③ [×] 자아실현과 같은 높은 수준의 목표를 성취하도록 격려한다.
　⇨ 변혁적 리더십은 자아실현과 같은 높은 수준의 목표를 성취하도록 격려한다.
④ [×] 구성원이 스스로 문제해결책을 찾도록 격려한다.
　⇨ 변혁적 리더십은 구성원이 스스로 문제해결책을 찾도록 격려한다.

08 근무성적평정 　　　　　정답 ③

① [×] 후광효과
　⇨ 후광효과는 피고과자의 긍정적 인상에 기초하여 평상 시 어느 특정 요소의 우수함이 다른 평가요소에서도 높은 평가를 받는 경향을 의미한다.
② [×] 대비오류
　⇨ 대비오류는 어떤 사람의 고과 결과가 다른 사람의 고과결과에 영향을 미치거나, 이전의 고과 결과가 현재의 고과 결과에 영향을 미치는 경우를 말한다.
❸ [○] 논리적 오류
　⇨ 논리적 오류는 관련성 있는 고과요소에 동일한 평가를 하거나 유사한 평가를 하는 경향을 의미하며 상급자가 하급자를 평가할 때 생산량이 많으면 업무 성숙도가 높다고 평가하는 것"이다.
④ [×] 규칙적 오류
　⇨ 규칙적 오류는 일정한 가치관이나 기준에 의해 한 평정자가 다른 평정자보다 일반적, 지속적으로 과대 또는 과소 평정하는 것이다.

09 갈등 대처방식 　　　　　정답 ②

① [×] 협력
　⇨ 협력은 자신과 상대방의 관심사를 모두 만족시키려는 쌍방승리유형(win-win)이다.
❷ [○] 수용
　⇨ 수용은 상대방의 관심사를 충족시키기 위해 자신의 관심사를 양보하는 것(lose-win)이다.
③ [×] 강압
　⇨ 강압은 상대방을 압도함으로써 자신의 관심사를 충족시키는 것(win-lose)이다.
④ [×] 타협
　⇨ 타협은 상호 교환과 상호 양보를 통해 자신과 상대방의 관심사를 부분적으로 만족시키는 유형이다.

10 공식적 조직의 유형 　　　　　정답 ①

❶ [○] 라인조직
　⇨ 라인조직은 수직적 관계로써 조직의 효율성 제고와 생산성 향상을 목표로 하고 있으며 계층제, 명령통일의 원리에 충실한 조직으로 명령과 지시가 직선으로 부하직원에게 전달된다.
② [×] 직능조직
　⇨ 직능조직은 기능이나 역할에 따른 전문화의 원리에 의해 설계된 조직이다
③ [×] 프로젝트조직
　⇨ 프로젝트조직은 임시적 집단으로 과제가 해결되면 정상 업무로 돌아가며, 라인조직에 보완적 또는 복합적이게 된다.
④ [×] 매트릭스조직
　⇨ 매트릭스조직은 2명의 상사를 가지며, 두 조직 간의 관계 보완과 자원의 효율적 이용을 위해 사용된다.

11 전통적 예산의 원칙 정답 ②

① [○] 정확성의 원칙
⇨ 정확성의 원칙은 예산은 정확하고 엄밀하게 표시되어야 한다는 원칙이다.
❷ [×] 행정부 재량의 원칙
⇨ 행정부 재량의 원칙은 현대적 원칙으로, 입법부가 명세예산을 의결할 경우 상황의 변화에 따른 행정부의 적절한 대처와 효과적·능률적인 예산운영을 어렵게 하기 때문에 의회는 총괄예산으로 통과시켜 행정부에 재량권을 주어야 한다는 원칙이다.
③ [○] 한정성의 원칙
⇨ 한정성의 원칙은 지출기간(회계연도 독립의 원칙), 지출과목, 지출주체 등에 있어서 명확하게 한정된 대로 예산이 집행되어야 한다는 원칙이다.
④ [○] 단일성의 원칙
⇨ 단일성의 원칙은 예산은 전체적 관련성 파악과 국민의 예산 이해 증진 및 국회의 예산통제권 행사를 위해 단일한 것이어야 하며, 추가경정예산이나 특별회계예산은 가급적 편성하지 않도록 해야 한다는 원칙이다.

12 보건행정의 특성 정답 ④

보건행정의 특성은 공공성과 사회성, 교육성 및 조장성, 봉사성, 과학성과 기술성이다.
❹ [×] 창조성
⇨ 창조성은 해당 없다.

13 본인일부부담제 정답 ④

① [×] 구상권
⇨ 구상권은 타인에 갈음하여 채무를 변제한 사람이 그 타인에 대하여 가지는 상환청구권을 말한다.
② [×] 본인부담금환급금
⇨ 본인부담금환급금은 요양기관(병원, 약국 등)이 청구한 진료비를 심사한 결과 법령기준을 초과하거나 착오로 더 받은 본인부담금을 공단이 요양기관에 지급할 진료비용에서 해당 금액만큼 공제한 뒤 진료받은 분에게 돌려주는 제도이다.
③ [×] 본인부담금보상금
⇨ 본인부담금보상금은 수급권자의 급여대상 본인부담금이 대통령령에서 정하는 금액을 초과한 경우, 그 초과금액의 100분의 50에 해당하는 금액 보상이다.
❹ [○] 본인일부부담제
⇨ 본인일부부담제는 보험자가 의료비의 일정비율만 지불하고 나머지 부분은 본인이 부담하는 방식으로 정률부담제라고도 한다.

14 계급제의 특징 정답 ②

① [○] 폐쇄적인 충원방식
⇨ 폐쇄적인 충원방식에서 신규 임용자는 원칙적으로 당해 계급의 최하위로부터 승진하여 올라가야 하며, 동일계급 내의 중간 위치에 외부로부터 뛰어드는 것은 금지한다.
❷ [×] 전문행정가 도입 가능
⇨ 행정의 전문화 및 전문행정가의 양성이 어려울 수 있다.
③ [○] 계급 간의 차별
⇨ 계급제를 채택하고 있는 나라는 각 계급 간 공무원의 사회적 평가, 보수, 교육상의 차이가 크다.
④ [○] 고급공무원의 엘리트화
⇨ 고급공무원의 수를 적게 하고, 교육수준이나 근로환경의 대우 면에서는 특별히 고려하고 있어 고급공무원이 엘리트화되어 간다.

15 예산의 유형 정답 ③

① [×] 본예산
⇨ 본예산은 정상적인 절차를 거쳐 편성·심의·확정된 최초의 예산으로, 당초예산이라고도 한다.
② [×] 수정예산
⇨ 수정예산은 예산안이 국회에 제출된 이후 본예산이 성립되기 이전에 부득이한 사유로 인하여 그 내용의 일부를 변경하고자 할 경우는 국무회의의 심의를 거쳐 대통령의 승인을 얻어 수정예산안을 국회에 제출하고 이를 확정시키는 예산이다.
❸ [○] 추가경정예산
⇨ 추가경정예산은 예산안이 국회를 통과하여 예산이 성립된 이후 예산에 변경을 가할 필요가 있을 때에 이를 수정·제출하여 국회의 심의를 거쳐 성립되는 예산으로, 추가경정예산은 본예산을 심의할 때 삭감된 항목의 부활이 가능하다.
④ [×] 준예산
⇨ 준예산은 새로운 회계연도가 개시될 때까지 예산이 국회에서 의결되지 못하면 정부가 국회에서 예산안이 의결될 때까지 전년도 예산에 준하는 경비를 지출할 수 있게 하는 제도이다.

16 보건기획의 원칙 정답 ②

① [×] 목적성의 원칙
⇨ 목적성의 원칙은 목적을 구체적으로 명확하게 기술하고, 그에 부합된 목표와 계획을 수립해야 한다는 것이다.
❷ [○] 간결성의 원칙
⇨ 간결성의 원칙은 목표와 계획은 이해하기 쉬운 용어를 사용하여 간결하고 명료하게 표현해야 한다는 것이다.
③ [×] 안정성의 원칙
⇨ 안정성의 원칙은 빈번한 보건기획의 수정은 기획 자체를 무의미하게 만들 수 있기 때문에 피해야 한다는 것이다.

④ [×] 경제성의 원칙
⇨ 경제성의 원칙은 최소의 비용으로 최대의 효과를 산출하도록 자원을 경제적으로 활용하는 예산을 수립해야 한다는 것이다.

17 고전적 관리이론   정답 ②

① [×] 시간 – 동작 연구
⇨ 과학적 관리이론은 시간 – 동작 연구를 통해 업무의 표준화를 유도하고 생산성이 향상될 수 있었다.
❷ [○] 조직 전체의 관점 중시
⇨ 행정관리론은 조직 전체의 관점을 중시하였다.
③ [×] 의사결정의 문서화
⇨ 관료제 이론은 의사결정을 문서화 중심으로 한다.
④ [×] 비공식 집단 중심
⇨ 인간관계론은 호손공장에서의 실험결과로 비공식 집단의 중요성을 알게 되었다.

18 구성정책   정답 ④

① [×] 분배정책
⇨ 분배정책은 국가가 국민에게 이익과 서비스를 분배해주는 정책을 말한다.
② [×] 재분배정책
⇨ 재분배정책은 소득불평등의 시정을 목적으로 하기 때문에 사회적 형평성을 조장하기 위한 정책이다.
③ [×] 규제정책
⇨ 규제정책은 개인이나 집단의 재산권, 권리, 행위 등에 공권력을 적용하여 규제하는 행위이다.
❹ [○] 구성정책
⇨ 구성정책은 정부기관의 신설이나 변경, 선거구 조정 등과 관련된 정책을 말한다.

19 보건소   정답 ③

① [○] 보건지소는 보건소의 기능을 도와준다.
⇨ 보건지소는 보건소의 기능을 도와주며 만성 질환자 및 노인건강사업 등을 포함한 통합보건사업을 수행한다.
② [○] 시·군·구에 설치한다.
⇨ 지역주민의 건강을 증진하고 질병을 예방·관리하기 위하여 시·군·구에 1개소의 보건소(보건의료원을 포함)를 설치한다.
❸ [×] 행정안전부 장관이 설치한다.
⇨ 지방자치단체의 조례로 설치한다.
④ [○] 지역보건의료계획을 수립·시행·평가한다.
⇨ 보건소는 보건기획과 평가기능으로 지역보건의료계획을 수립·시행·평가한다.

20 고려의 감염병 환자 담당 기관   정답 ②

① [×] 대비원
⇨ 대비원은 빈민이나 행려자 의료사업과 구제사업을 수행하고, 의식과 의약의 제공 및 감염병 사망자의 사체처리를 도맡아 담당하였다.
❷ [○] 혜민국
⇨ 혜민국은 서민의료를 담당하였다.
③ [×] 태의감
⇨ 태의감은 의료행정을 담당하는 관서이다.
④ [×] 제위보
⇨ 제위보는 빈민·행려자의 구호와 치료를 담당하였다.

정답

p. 44

01	④	I	06	①	II	11	①	I	16	③	III
02	③	II	07	④	II	12	②	III	17	③	III
03	④	II	08	④	II	13	①	II	18	②	III
04	②	I	09	④	II	14	③	II	19	③	III
05	①	I	10	④	I	15	③	III	20	④	III

취약 단원 분석표

단원	맞힌 답의 개수
I	/ 5
II	/ 8
III	/ 7
TOTAL	/ 20

I 보건행정의 이론적 기초 / II 보건행정의 기획과 정책제도 / III 보건행정의 과정

---

01 「농어촌 등 보건의료를 위한 특별조치법」 정답 ④

① [×] 보건간호사
⇨ 보건간호사는 보건소, 보건지소 등에 보건의료에 관한 업무를 전담할 전문인력으로 「의료법」에 의거하여 간호사 면허를 받은 자를 배치한다.
② [×] 보건교사
⇨ 보건교사는 대통령으로 정하는 바에 의하여 교육부장관이 수여하는 자격증을 받은 자로, 1, 2급 보건교사로 구분한다.
③ [×] 보건관리자
⇨ 보건관리자의 자격기준에는 「의료법」에 근거하여 간호사 면허를 받은 자가 포함한다.
❹ [O] 보건진료전담공무원
⇨ 보건진료전담공무원의 자격은 간호사·조산사 면허를 가진 사람으로서 보건복지부장관이 실시하는 24주 이상의 직무교육을 받은 자이며 현재 26주 이상 직무교육을 실시하고 있다.

02 사회보험(NHI) 정답 ③

① [×] 정부 일반조세로 운영한다.
⇨ 정부가 일반조세로 재원을 마련하여 모든 국민에게 무상으로 의료를 제공하는 국가의 직접적인 의료관장방식으로, 일명 조세방식 또는 베버리지방식이라고 한다.
② [×] 의료의 국유화이다.
⇨ 의료의 사회화 내지 국유화로 공공의료기관에서 의료서비스를 제공한다.
❸ [O] 치료 중심이다.
⇨ 자유방임주의형으로 행위별 수가제를 적용 중이며, 국민의료비가 상승하는 단점이 있다.
④ [×] 의료보수는 인두제를 사용한다.
⇨ 의료보수는 일반 개원의사는 인두제를, 병원급 의사는 봉급제를 사용한다.

03 국민건강보험 정답 ④

① [×] 장기보험이다.
⇨ 매년 계약하는 단기보험이다.
② [×] 현금급여가 원칙이다.
⇨ 현물급여를 원칙으로 하고 현금급여도 사용 중이다.
③ [×] 현금배상제도를 시행 중이다.
⇨ 제3자 지불제도를 적용 중이다.
❹ [O] 정률제로 보험금을 분담한다.
⇨ 소득재분배 효과를 위해 정률제로 보험금을 분담한다.

04 감염병의 신고 및 보고 정답 ②

❷ [O] 보건소장
⇨ 의사, 한의사 등 기관장 → 시·군·구 보건소 → 시·도보건과 → 질병관리청장

📋 **감염병의 신고 및 보고**

의사, 치과의사 또는 한의사(군대일 경우 소속 군의관) → 소속의 기관장(군대의 소속부대장) → 보건소장 → 관할 특별자치도지사 또는 시장·군수·구청장 → 질병관리청장 및 시·도지사에게 각각 보고(제4급 감염병 제외)

05 지역보건의료계획 정답 ①

❶ [×] HP2030 국민건강증진 내용과 함께 5년마다 수립한다.
⇨ 지역보건의료계획은 4년마다 수립한다.

제7조 【지역보건의료계획의 수립 등】① 시·도지사 또는 시장·군수·구청장은 지역주민의 건강 증진을 위하여 다음 각 호의 사항이 포함된 지역보건의료계획을 4년마다 제3항 및 제4항에 따라 수립하여야 한다.

② [○] 지역주민들의 요구도를 반영하기 위하여 2주 이상 공고한다.
③ [○] 지역보건의료계획 시행 내용에는 건강증진을 위한 보건의료 수요의 측정을 하여야 한다.
④ [○] 시·도지사 또는 시장·군수·구청장은 매년 지역사회보건의료 계획 등에 따른 지역보건의료계획에 따라 연차별 시행계획을 수립하여야 한다.

---

06 공격적 전략 정답 ①

❶ [○] 공격적 전략
 ⇨ 공격적 전략은 강점요인을 바탕으로 기회요인을 활용하는 전 략으로, 사업구조 또는 시장을 확대하는 전략이다.
② [×] 다각화 전략
 ⇨ 다각화 전략은 강점요인을 활용하여 위협요인을 대응하는 전 략으로 새로운 사업, 새로운 시장, 새로운 기술, 새로운 고객 을 개발하는 전략이다.
③ [×] 국면적 전략
 ⇨ 국면적 전략은 약점요인을 보완하여 기회요인을 활용하려는 전략으로, 구조조정 또는 혁신운동이 있다.
④ [×] 방어적 전략
 ⇨ 방어적 전략은 약점요인을 극복하며 위협요인을 회피하려는 전략으로, 사업축소 또는 사업폐지가 있다.

---

07 PEARL 정답 ④

① [×] PATCH
 ⇨ PATCH는 중요성과 변화가능성을 건강문제의 우선순위로 결 정하는 방법이다.
② [×] MATCH
 ⇨ MATCH는 질병이나 사고에 대한 위험요인과 예방방법이 알 려져 있고 우선순위가 정해져 있을 때, 실제 수행을 위한 지역 사회보건사업 개발에 적합한 방법이다.
③ [×] PEARL
 ⇨ PEARL은 BPRS 계산 후 사업의 실현가능성 여부를 판단하 는 기준으로 장기계획이나 우선순위가 쉽게 나타나지 않을 때 사용한다.
❹ [○] BRYANT
 ⇨ BRYANT는 주로 감염성 질환관리사업에서 적용되었던 기준 으로 문제의 심각도는 긴급성, 심각성, 경제적 손실, 잠재적 영향 등 세부항목으로 평가하였다.

---

08 투입-산출모델 정답 ④

❹ [○] 인력, 시설, 재정, 기술
 ⇨ 투입의 요소이다.

📄 **투입, 전환, 산출, 환류, 환경**

1. 투입(input): 인력, 시설, 재정, 기술, 물자 등
2. 전환(conversion process): 보건의료조직, 관리 등
3. 산출(output): 중간 산출물(보건의료서비스 전달), 최종 산출물(건 강의 증진)
4. 환류(feedback), 통제 및 조정(control mechanism): 정부, 공급 자단체, 소비자단체 등
5. 환경(environment): 정부시책, 보건의료체계, 경제동향, 사회의 기 대, 기술 및 생산요소의 발달 등

---

09 노인장기요양보험 등급판정기준 정답 ④

① [×] 인증점수가 95점 이상이면 2등급을 받을 수 있다.
 ⇨ 인증점수가 95점 이상이면 일상생활에서 전적으로 다른 사람 의 도움이 필요한 상태로 1등급을 받을 수 있다.
② [×] 치매 환자는 등급을 받을 수 없다.
 ⇨ 치매 환자는 5등급 치매(「노인장기요양보험법 시행령」 제2조 에 따른 노인성 질병으로 한정한다) 환자로 45~51점 미만으 로 등급을 받을 수 있거나 인지지원등급 치매(「노인장기요양 보험법 시행령」 제2조의 노인성 질병에 한정) 환자는 45점 미 만으로 등급을 받을 수 있다.
③ [×] 인지지원등급은 50점 미만이다.
 ⇨ 인지지원등급은 45점 미만이다.
❹ [○] 등급판정기준은 총 5등급과 인지지원등급으로 되어 있다.
 ⇨ 노인장기요양 등급판정기준은 5등급과 치매(「노인장기요양보 호법 시행령」 제2조의 노인성 질병에 한정) 환자인 인지지원 등급이다.

---

10 순재생산율 정답 ④

① [×] 합계출산율
 ⇨ 합계출산율은 한 여성이 가임기(15~49세) 동안 평균 몇 명의 자녀를 낳는가를 나타내는 지수이다.
② [×] 재생산율
 ⇨ 재생산율은 한 여성이 일생 동안 몇 명의 여아를 낳는가를 나 타내는 지표이다.
③ [×] 일반출산율
 ⇨ 일반출산율은 임신이 가능한 연령의 여자 인구 1,000명당 연 간 출생 수이다.
❹ [○] 순재생산율
 ⇨ 순재생산율은 가임기간의 각 연령에서 여자아이를 낳는 연령 별 여아 출산율에 태어난 여자아이가 죽지 않고 가임연령에 도달할 때까지 생존하는 생산율을 곱해서 산출한다. 즉, 여아 의 연령별 사망률을 고려한 재생산율이다.

11 제1회 오타와 국제건강증진 회의 5대 활동전략   정답 ①

❶ [O] 건강한 공공정책의 수립
⇨ 건강한 공공정책의 수립을 통한 건강증진은 보건의료서비스를 초월하여 모든 부문에서 정책입안자들이 정책결정의 결과가 건강에 미치는 영향을 인식하게 함으로써 국민건강에 대한 책임을 환기시키는 것이다.

② [×] 지지적 환경의 조성
⇨ 지지적 환경의 조성은 일과 여가생활은 건강에 좋은 원천이 되므로 안전하고, 건강을 북돋우며, 만족과 즐거움을 줄 수 있는 직장환경과 생활환경을 조성하는 것이다.

③ [×] 지역사회활동의 강화
⇨ 지역사회활동의 강화는 건강증진사업의 목적 달성은 우선순위와 활동범위를 결정하고, 전략적 계획과 실천방법을 모색하는 데에서 구체적이고 효과적인 지역사회활동을 통해 수행하는 것이다.

④ [×] 보건의료서비스의 재정립
⇨ 보건의료서비스의 재정립은 보건의료부문의 역할은 치료와 임상서비스에 대한 책임을 뛰어넘어 건강증진의 방향으로 전환되어야 한다는 것이다.

12 건강신념모형   정답 ②

① [×] 지각된 심각성
⇨ 지각된 심각성은 개인이 특정 질병을 얼마나 심각하게 인지하는가에 대한 지각이다.

❷ [O] 지각된 감수성
⇨ 지각된 감수성은 개인이 질병에 걸릴 위험이 있다는 가능성에 대한 인지 정도이다.

③ [×] 지각된 장애성
⇨ 지각된 장애성은 특정 행위를 수행하는 데 부딪힐 어려움에 대한 인지 정도이다.

④ [×] 지각된 이익성
⇨ 지각된 이익성은 자신이 건강행위를 실행함으로써 질병에 감염될 위험 및 위험결과의 심각성 감소효과를 지각하는 신념이다.

13 기획의 원칙   정답 ①

❶ [O] 포괄성의 원칙
⇨ 포괄성의 원칙은 계획을 수행하는 데 필요한 인력, 장비, 물품, 예산 등 제반요소들을 포함하여 수립해야 한다는 원칙이다.

② [×] 필요성의 원칙
⇨ 필요성의 원칙은 타당한 근거와 필요성을 바탕으로 목표와 계획을 세워야 한다는 원칙이다.

③ [×] 경제성의 원칙
⇨ 경제성의 원칙은 최소의 비용으로 최대의 효과를 산출하도록 자원을 경제적으로 활용하는 예산을 수립해야 한다는 원칙이다.

④ [×] 간결성의 원칙
⇨ 간결성의 원칙은 목표와 계획은 이해하기 쉬운 용어를 사용하여 간결하고 명료하게 표현해야 한다는 원칙이다.

14 전술적 기획   정답 ③

① [×] 단기 목표를 달성하기 위해 계획하는 것이다.
⇨ 운영적 기획은 단기 목표를 달성하기 위해 계획하는 것이다.

② [×] 최고관리자가 수행한다.
⇨ 전술적 기획은 조직의 중간관리자가 수립하는 1~3년 미만의 중기 기획이다.

❸ [O] 전술적 목적의 실행을 통해 전략적 목적이 달라진다.
⇨ 전술적 기획은 전략적 기획을 수행하는 데 필요한 세분화된 구체적인 기획이다.

④ [×] 조직이 지향하는 분명한 목표와 방향을 제시한다.
⇨ 전략적 기획은 조직이 지향하는 분명한 목표와 방향을 제시한다.

15 비공식 조직   정답 ④

① [×] 구성원에게 충성심을 제공한다.
⇨ 공식적 조직은 조직구성원을 위한 신중하고 합법적으로 계획된 행동 형태나 구성원 간의 관계를 의미하는 것으로 구성원에게 충성심을 제공한다.

② [×] 구성원들 사이의 의사소통을 제한한다.
⇨ 구성원들 사이의 의사소통을 제한하는 것은 공식적 조직이고, 구성원 간 친밀감 유지로 원활한 의사소통을 하는 것은 비공식 조직의 장점이다.

③ [×] 비공식 조직은 질서가 체계적이다.
⇨ 비공식 조직은 자생적인 조직으로 질서가 체계적이지 못하다. 이는 조직 관리의 방해요인으로 작용한다.

❹ [O] 심리적인 안정감을 제공하여 업무를 능률적으로 수행할 수 있다.
⇨ 구성원에게 욕구불만의 배출구를 제공하여 심리적 안정감과 조직에의 귀속감을 부여하고 업무를 능률적으로 수행할 수 있다.

16 조직의 형태   정답 ③

① [×] 라인조직
⇨ 라인조직은 관리자와 부하직원 사이의 수직적 관계로 구성된 조직이다.

② [×] 라인 - 스텝조직
⇨ 라인 - 스텝조직은 계선 - 막료조직이라고도 하며, 라인조직을 도와서 목표달성을 위해 전문적 지식과 기술 및 경험을 간접적으로 지원하는 조직이다.

❸ [O] 직능조직
⇨ 직능조직은 기능이나 역할에 따른 전문화의 원리에 의해 설계된 조직이다.
④ [X] 프로젝트조직
⇨ 프로젝트조직은 조직 내에서 특별한 과업을 수행하기 위해 특별한 목적으로 설치된 조직을 말한다.

17 인사평가의 오류   정답 ③

① [X] 후광효과
⇨ 후광효과는 피고과자의 긍정적 인상에 기초하여 평가 시 어느 특정 요소의 우수함이 다른 평가요소에서도 높은 평가를 받는 경향을 의미한다.
② [X] 혼효과
⇨ 혼효과는 후광효과의 반대로, 어느 특정 요소에서 부족하다는 인상이 다른 특성에서도 부족하다고 평가해 버리는 경향이다.
❸ [O] 규칙적 착오
⇨ 규칙적 착오는 고과목적에 따라 항상 낮은 점수를 주거나, 높은 점수를 주는 것이다.
④ [X] 개인적 편견에 의한 오류
⇨ 개인적 편견에 의한 오류는 평가요소에 관계 없이 인종, 성별, 출신지역, 출신학교 등에 대한 평가자의 개인적 편견이 평가에 영향을 미치는 것이다.

18 갈등의 대처방식   정답 ②

① [X] 토론을 통한 타협을 말한다.
⇨ 타협은 상호 교환과 상호 양보를 통해 자신과 상대방의 관심사를 부분적으로 만족시키는 유형토론을 통한 대처방식이다.
❷ [O] 자신의 관심사를 양보하도록 한다.
⇨ 수용은 상대방의 관심사를 충족시키기 위해 자신의 관심사를 양보하는 것(lose – win)이다.
③ [X] 자신의 의견을 지속적으로 주장한다.
⇨ 강압은 상대방을 압도함으로써 자신의 관심사를 충족시키는 전략(win – lose)으로, 자신의 의견을 지속적으로 주장하는 것이다.
④ [X] 합의점을 가장 이상적으로 하기 위해 패자에게 불이익을 준다.
⇨ 합의점을 찾는 가장 이상적인 방법은 협력으로 자신과 상대방의 관심사를 모두 만족시키는 쌍방승리유형(win – win)이다.

19 임금결정방법   정답 ③

① [X] 연공급
⇨ 연공급은 생활유지를 목적으로 정기승급제도를 택하며, 학력, 성별, 연령, 근속연수 등의 요소를 중심으로 구성된 급여체계를 의미한다.

② [X] 성과급
⇨ 성과급은 구성원의 조직에 대한 현실적 공헌도를 기준으로 한다.
❸ [O] 직무급
⇨ 직무급은 각 직위의 직무가 가지고 있는 책임성과 난이도 등에 따라 직무의 상대적 가치를 분석·평가하여 그에 상응되게 결정하는 기본급 체계이다.
④ [X] 직능급
⇨ 직능급은 직무를 전제로 조직구성원의 능력을 평가하여 임금체계를 결정하는 것이므로 연공이 어느 정도 반영될 수 있으며, 직무수행능력에 대한 임금이므로 능력 향상에 따라 임금이 증가한다.

20 알더퍼의 ERG이론   정답 ④

① [X] 자아실현 욕구
⇨ 자아실현 욕구는 매슬로우의 존경의 욕구 일부와 자아실현의 욕구에 해당된다.
② [X] 존경의 욕구
⇨ 관계의 욕구는 매슬로우의 존경의 욕구에 해당된다.
③ [X] 애정의 욕구
❹ [O] 생리적 욕구
⇨ 알더퍼의 ERG이론 중 E는 존재의 욕구를 설명하는 것으로 매슬로우의 생리적, 안전의 욕구에 해당된다.

p. 48

정답

01	③	Ⅲ	06	②	Ⅱ	11	③	Ⅲ	16	④	Ⅲ
02	④	Ⅱ	07	④	Ⅲ	12	④	Ⅲ	17	②	Ⅰ
03	①	Ⅱ	08	④	Ⅲ	13	④	Ⅲ	18	①	Ⅰ
04	③	Ⅲ	09	②	Ⅲ	14	①	Ⅲ	19	③	Ⅰ
05	①	Ⅰ	10	①	Ⅲ	15	④	Ⅲ	20	①	Ⅰ

취약 단원 분석표

단원	맞힌 답의 개수
Ⅰ	/ 5
Ⅱ	/ 3
Ⅲ	/ 12
TOTAL	/ 20

Ⅰ 보건행정의 이론적 기초 / Ⅱ 보건행정의 기획과 정책제도 / Ⅲ 보건행정의 과정

---

01 병원 재무제표 정답 ③

① [×] 현금흐름표
  ⇨ 현금흐름표란 일정기간에 현금이 어떻게 전달되고 사용되었는가를 보여주는 기본적인 재무제표이다.
② [×] 이자흐름표
  ⇨ 재무제표는 기본적인 대차대조표, 손익계산서, 현금흐름표가 있다.
❸ [○] 대차대조표
  ⇨ 대차대조표는 일정시점에서 그 기업의 재무상태를 표시하는 표이다. 병원의 재무상태를 보여주는 보고서로 자산, 부채, 자본으로 구성되어 있다.
④ [○] 손익계산서
  ⇨ 손익계산서는 병원의 경영성과, 수익을 평가하는 데 필요한 정보를 제공하고 기업의 수익력을 판단할 수 있고 미래의 순이익 흐름을 예측한다.

02 델파이법 정답 ④

① [×] 유추법
  ⇨ 유추법은 과거에 있었던 비슷한 사례를 참조하여 미래를 예측하는 것으로 예측하려는 문제와 유사한 이전의 사례를 비교 검토하여 앞으로도 유사하거나 동일한 결과가 나타날 것으로 전망하는 방법이다.
② [×] 델파이법
  ⇨ 델파이법은 특정 질문에 대한 답변이 판단작용을 크게 요하는 경우 전문가들 사이에 어느 정도의 공감대를 형성하고자 하는 데 목적이 있다. 델파이기법은 미래에 대한 예측을 하기 위해 전문가들로부터 개별적인 의견을 수립하고 이 결과를 요약하여 다시 전문가들에게 피드백함으로써 의견을 수렴할 기회를 주고 마지막으로 다시 종합하여 최종적인 예측을 하는 기법이다.

③ [×] 전자회의
  ⇨ 전자회의는 컴퓨터 기술과 명목집단기법을 혼합한 것이다.
④ [○] 명목집단법
  ⇨ 명목집단법은 언어적 의사소통(대화, 토론) 없이 개인 의견을 제출하고, 구성원 간에 토의를 거쳐 투표로 의사를 결정하는 방법이다.

03 기획방법 정답 ①

❶ [○] 간트 차트법
  ⇨ 간트 차트법은 테일러가 고안하고 간트가 발전시킨 도표로, 실제 업무 진행을 비교하여 시각적으로 보여준다.
② [×] PERT(Program Evaluation and Review Technique)
  ⇨ PERT는 불확실한 상태에서 기획과 통제를 하기 위한 네트워크 체계모형이다.
③ [×] 주경로기법(CPM)
  ⇨ 주경로기법은 PERT와 유사하나 프로젝트를 위한 하나의 완성시간만을 추정하는 방법이 다르다.
④ [×] 기획예산제도(PPBS)
  ⇨ 기획예산제도는 장기적인 계획수립과 단기적인 예산편성을 하나로 통합시킴으로써 자원 분배에 대해 일관성있고 합리적인 의사결정을 하려는 제도이다.

04 인간관계론 정답 ③

① [×] 공식적인 조직이 조직의 성과에 영향을 미친다.
  ⇨ 호손 효과는 비공식적인 조직이 조직의 성과에 영향을 미친다는 것이다.
② [×] 보건소 규모와 구조에 따라 업무생산성이 크게 좌우된다.
  ⇨ 보건소 규모와 구조에 따라 업무생산성이 크게 좌우된다는 것은 인간관계론보다는 관료제 이론에 대한 설명이다.

❸ [O] 조직의 생산성은 보건소 내 팀워크, 협동 정도와 관련이 있다.
⇨ 인간관계론은 조직의 생산성이 병동 내 팀워크, 협동 정도와 관련이 있다는 것이다.

④ [×] 공무원의 업무시간과 직무를 다시 설계하여 생산성을 향상시킬 수 있다.
⇨ 과학적 관리론은 공무원의 업무시간과 직무를 다시 설계하여 생산성을 향상시킬 수 있다고 본다.

---

④ [O] 분업전문화의 원리
⇨ 분업전문화의 원리는 업무를 특성별로 나누어 조직구성원들에게 가능한 한 가지 주된 업무를 분업시키는 것으로 조직구성원이 갖고 있는 다양한 능력과 기술을 효율적으로 활용하기 위한 것이다.

05 　　의료이용　　　　　　　　정답 ①

❶ [O] 의료충족률
⇨ 의료요구가 있는 사람 중에 치료가 이루어진 사람의 분율로 의료요구율 대비 치료율로 평가가 가능하다.

② [×] 의료요구율
⇨ 인구집단 중 의료요구가 있는 사람의 분율이다.

③ [×] 미치료율
⇨ 의료요구는 있으나 치료를 받지 못한 사람의 분율이다.

④ [×] 치료율
⇨ 인구집단 중 특정 기간 중 치료를 받은 사람의 분율이다.

08 　　면접시험　　　　　　　　정답 ④

① [×] 정형적 면접
⇨ 직무명세서를 기초로 미리 질문의 목록을 준비해 면접자가 차례로 질문해 나가는 방법이다.

② [×] 비지시적 면접
⇨ 지원자 의사표시를 최대한 존중하며 정보를 얻는 방법(면접자는 전문기술과 훈련이 필요함)이다.

③ [×] 압박면접
⇨ 면접자는 공격적이며 피면접자의 좌절을 유도하며, 피면접자는 스트레스 상태에서 감정의 안전성 조절에 대한 인내도 등을 관찰하는 방법이다.

❹ [O] 패널면접
⇨ 다수의 면접자가 하나의 피면접자를 면접하는 방법(면접자들이 서로의 의견을 교환하여 피면접자를 광범위하게 조사함)이다.

06 　　우리나라 사회보험의 특징　　정답 ②

① [O] 단기보험의 원리를 적용한다.
⇨ 1년 단위 회계연도 운영한다.

❷ [×] 4대 사회보험으로 시행 중이다.
⇨ 5대 사회보험(건강보험·노인장기요양보험·국민연금·고용보험·산재보험)과 공공부조이다.

③ [O] 사회적 연대성과 강제성을 가진다.
⇨ 집단보험으로 사회 연대성과 가입의 강제성을 가진다.

④ [O] 국민건강과 소득을 보장하는 제도이다.
⇨ 사회보험은 국민들의 최저생계 및 기본의료를 보장하며 국민건강과 소득을 보장하는 제도이다.

09 　　직무명세서　　　　　　　정답 ②

① [×] 직무분석서
⇨ 직무분석서는 특정 직무의 특성과 내용, 직무를 수행하는 데 필요한 지식과 능력, 숙련도, 책임 등과 같은 직무상의 모든 요건을 체계적으로 결정하는 과정이다.

❷ [O] 직무기술서
⇨ 직무기술서는 직무분석을 통해 얻은 자료와 정보를 직무의 특성에 중점을 두고 체계적으로 정리·기록한 문서이다.

③ [×] 직무평가서
⇨ 직무평가서는 직무기술서 또는 직무명세서를 기초로 직무의 중요성, 곤란도, 위험도 등을 평가하고 다른 직무와 비교하여 상대적 가치를 정하는 체계적인 방법이다.

④ [×] 직무명세서
⇨ 직무명세서는 직무기술서의 내용에서 직무요건만을 분리하여, 성공적인 직무수행에 필요한 인적 요건들을 명시해 놓은 것이다.

07 　　조직화의 기본원리　　　　정답 ④

① [×] 계층제의 원리
⇨ 계층제의 원리는 구성원들 간의 위계를 설정하여 조직 내 명령통일과 의사소통의 통로가 되며, 권한과 책임을 분배하는 것이다.

② [×] 통솔 범위의 원리
⇨ 통솔 범위의 원리에서 통솔 범위가 넓을수록 부하직원의 독립적, 창의적 사고가 향상된다.

③ [×] 명령통일의 원리
⇨ 명령통일의 원리의 장점은 한 사람의 상관에게서 명령을 받고 이에 대해 책임을 지는 것으로 책임소재가 확실해지며, 관리자와 부하직원의 명령계통과 보고대상이 확실하다는 것이다.

10 　　동기이론　　　　　　　　정답 ①

❶ [O] 알더퍼의 ERG이론
⇨ "무엇이 사람들의 동기를 유발시키는가"는 내용이론에 대한 설명으로 알더퍼의 ERG이론이 이에 해당된다.

② [×] 브롬의 기대이론
  ⇨ 과정이론이다.
③ [×] 아담스의 공정성이론
  ⇨ 과정이론이다.
④ [×] 로크의 목표설정이론
  ⇨ 과정이론이다.

11 공식 조직   정답 ③

① [O] 모든 직위, 신분체계가 문서화, 구체화되어 있다.
  ⇨ 계획적인 목적달성의 수단으로 모든 직위, 신분체계가 문서화, 구체화되어 있다.
② [O] 계층 부서 간의 권한의 경로를 분명하게 나타나 있다.
  ⇨ 공식적인 업무 분담으로 계층 부서 간의 권한의 경로가 분명하게 나타나 있다.
❸ [×] 조직수명이 짧다.
  ⇨ 조직수명이 지속적이다.
④ [O] 경직된 분위기가 조성된다.
  ⇨ 의사소통이 부족하고 문서위주이다 보니, 경직된 분위기가 조성된다.

12 보건정책평가 기준   정답 ④

① [×] 승진
  ⇨ 승진은 하위 계급 혹은 하위 직급에서 상위 계급 혹은 상위 직급으로 상향적으로 이동하는 것이다.
② [×] 전직
  ⇨ 전직은 동일한 직급으로 다른 직렬에 옮겨 가는 횡적·수평적 인사이동이다.
③ [×] 전보
  ⇨ 전보는 동일한 직급으로 동일한 직류·직렬 내에서 직위만 바꾸어 옮겨 가는 횡적·수평적 인사이동이다.
❹ [O] 직무대리
  ⇨ 공무원의 직급배정을 변경하지 않고 다른 직급의 업무를 수행하게 하는 것이다.

13 예산 집행의 신축성 유지 방법   정답 ④

① [O] 예산의 이체
  ⇨ 예산의 이체는 정부조직 등에 관한 법령의 제정·개정 또는 폐지로 인하여 그 직무권한에 변동이 있는 경우 예산의 집행에 관한 책임소관을 변경시키는 것이다.
② [O] 예비비
  ⇨ 예비비는 예측할 수 없는 예산 외의 지출 또는 예산초과 지출을 충당하기 위해서 계상된 경비로서 총액으로 국회의 의결을 얻어야 한다.

③ [O] 계속비
  ⇨ 계속비는 완성에 수년간 요하는 공사나 제조 및 연구개발사업에서는 경비의 총액과 연부액을 정하여 미리 국회의 의결을 얻은 범위 내에서 수년도에 걸쳐 지출할 수 있는 경비이다
❹ [×] 수정예산
  ⇨ 예산의 성립시기에 따른 분류로 수정예산과 추가경정예산이 있다.

14 근무평가   정답 ①

❶ [O] 강제배분법
  ⇨ 강제배분법은 고과자의 중심화 경향을 방지하기 위해 사전에 평가의 범위와 수를 결정해 놓고 강제로 할당하는 방법이다.
② [×] 행위기준평가법
  ⇨ 행위기준평가법은 중요 사건 또는 행위기준의 예들이 척도를 보다 직무에 특이적이게 해주어 평가 시 주관성을 줄여 준다.
③ [×] 대조표법
  ⇨ 대조표법은 직원의 업적 또는 특성을 특징짓는 서술문을 배열하고 평가자가 서술문을 체크하여 평가하는 방법이다.
④ [×] 목표관리법
  ⇨ 목표관리법은 평가자(상급자)와 피평가자(하급자)가 함께 목표를 설정한 후 그 목표가 얼마나 잘 달성되었는가를 평가자와 피평가자가 함께 평가하는 방법이다.

15 보건정책평가 기준   정답 ④

① [×] 효과성
  ⇨ 효과성은 정책의 목표달성의 정도이다. 정책의 성공 여부를 판단하는 중요한 기준이 되므로 효과성이 높으면 정책이 성공한 것으로 받아들여지고 있다.
② [×] 효율성
  ⇨ 효율성은 최소의 비용과 노력, 시간으로 최대의 성과, 산출을 얻는 비율, 즉 투입 대 산출의 비율을 말한다.
③ [×] 형평성
  ⇨ 형평성은 비용과 편익이 상이한 집단 간에 공정하게 배분하는 기준이며 정치적 합리성을 측정하는 중요한 기준이다.
❹ [O] 대응성
  ⇨ 대응성은 특정 집단의 요구나 선호 가치를 만족시키는 정도이다.

16 하의상달의 의사소통유형   정답 ④

① [O] 제안제도
  ⇨ 제안제도는 상향적 의사소통 또는 하의상달의 의사소통이다.
② [O] 품의제
  ⇨ 상향적 의사소통 또는 하의상달의 의사소통은 제안, 여론조사, 회의, 면담, 상담, 품의제도, 면접, 보고, 결재제도 등이 있다.

③ [O] 상담
⇨ 상담은 상향적 의사소통 또는 하의상달의 의사소통이다.
❹ [×] 명령
⇨ 하향적 의사소통 또는 상의하달의 의사소통은 업무 지시, 규칙, 편람, 게시판, 구내방송, 직무기술서, 회의, 명령 등이 있다.

---

17 보수월액보험료의 부담   정답 ②

❷ [O] 공무원 50% + 국가·지방자치단체 50%
⇨ 우리나라 공무원의 보수월액보험료는 공무원 50%, 국가·지방자치단체 50% 부담한다.

> 📄 **보수월액보험료의 부담**
>
> 1. 근로자 50% + 사업주 50%
> 2. 공무원 50% + 국가·지방자치단체 50%
> 3. 국·공립학교 교직원 50% + 국가·지방자치단체 50%
> 4. 사립학교 직원 50% + 학교설립 운영자 50%
> 5. 사립학교 교원 50% + 학교설립 운영자 30% + 국가 20%

---

18 결과적 접근의 주요 지표   정답 ①

❶ [O] 사망률
⇨ 결과적 접근요소이다.
② [×] 면허제도
⇨ 구조적 접근요소이다.
③ [×] 의료이용조사
⇨ 과정적 접근요소이다.
④ [×] 자격증
⇨ 구조적 접근요소이다.

---

19 변혁적 리더십   정답 ③

① [O] 카리스마
⇨ 카리스마는 변혁적 리더십의 구성요소이다. 구성원들에게 비전과 미션을 제시하고 자신감을 높여주며, 존경과 신뢰를 얻는다.
② [O] 지적 자극
⇨ 지적 자극은 변혁적 리더십의 구성요소이다. 기존 틀을 벗어나 새로운 관점에서 상황을 분석하고 문제를 해결할 수 있도록 구성원의 지혜와 논리성을 일깨워 준다.
❸ [×] 상황에 따른 보상
⇨ 보상은 거래적 리더십의 구성요소이다. 높은 성과 달성에 대한 보상을 약속하며, 노력과 업적에 따라 칭찬과 보상을 해준다.
④ [O] 개별적 배려
⇨ 개별적 배려는 변혁적 리더십의 구성요소이다. 구성원들을 존중하며 개인적인 관심을 가지며 성장을 위해 개별적으로 코치하고 조언한다.

---

20 보건의료서비스의 특성   정답 ①

❶ [O] 정보의 비대칭성
⇨ 정보의 비대칭성은 소비자의 지식이 부족한 상태를 의미한다. 세이(Say)의 법칙에 따라 "공급은 그 스스로의 수요를 창출한다."라는 말은 공급은 병원의 병상 수라는 것을 의미한다. 즉, 병원이 세워지기만 하면 병상을 스스로 채워진다는 것인데, 이는 환자들의 가벼운 증상도 입원을 권유한다는 것이다. 환자는 입원을 해야 치료가 될 것으로 받아들이고 가벼운 질병임에도 입원을 하게 된다. 이로 인해 스스로 병상이 채워진다.
② [×] 불확실성
⇨ 불확실성이란 건강문제는 개인적으로 볼 때 모두가 경험하는 것이 아니므로 불균등한 것이며 언제 발생할지 모르기 때문에 예측이 불가능하고 긴급을 요하는 상황이 많이 발생하므로 경제적·심리적으로 준비하기가 어렵다는 것이다.
③ [×] 외부효과
⇨ 외부효과는 각 개인의 건강과 관련된 자의적 행동이 타인에게 파급되는 좋은 혹은 나쁜 효과로서의 결과를 뜻한다.
④ [×] 가치재
⇨ 가치재는 민간 부문에서의 생산량이 이윤 극대화 논리에 따라 사회적인 최적 수준에 미치지 못하여 정부가 직접 공급에 개입하는 재화를 뜻한다.

❯ 정답
p. 52

01	①	I	06	④	Ⅲ	11	④	Ⅲ	16	③	Ⅱ
02	①	Ⅱ	07	①	Ⅲ	12	④	I	17	③	Ⅲ
03	②	I	08	③	Ⅲ	13	②	Ⅲ	18	②	Ⅱ
04	③	Ⅲ	09	②	Ⅲ	14	④	Ⅲ	19	①	Ⅲ
05	③	Ⅲ	10	②	Ⅲ	15	①	Ⅱ	20	④	Ⅲ

❯ 취약 단원 분석표

단원	맞힌 답의 개수
I	/ 3
Ⅱ	/ 4
Ⅲ	/ 13
TOTAL	/ 20

I 보건행정의 이론적 기초 / Ⅱ 보건행정의 기획과 정책제도 / Ⅲ 보건행정의 과정

---

01 보건행정 관련 학자 　　　　정답 ①

❶ [O] 젬멜바이스(Semmelweis)
⇨ 산모들이 산욕열로 사망하는 이유가 의사들이 손을 씻지 않기 때문임을 최초로 밝혔다.
② [×] 라스본(Rathborne)
⇨ 최초의 보건소제도를 실시(영국, 1862)하였다(방문간호사업 시행, 오늘날의 보건소제도의 효시).
③ [×] 비스마르크(Bismarck)
⇨ 세계 최초의 근로자 질병보호법(1883)을 제정하였고, 사회보장제도를 만드는 데 공헌하였다.
④ [×] 채드윅(Edwin Chadwick)
⇨ 위생개혁운동의 선구자로, Fever Report에 이어 영국노동자의 질병상태보고서(1842)를 정부에 보고하였고, 이 2개의 보고서로 인하여 영국에서는 최초의 공중보건법이 제정되는 계기가 되었다.

02 최고관리자 　　　　정답 ①

❶ [O] 장기적인 기획을 설계한다.
⇨ 조직 전체에 영향을 미치는 장기적 목표 및 정책결정 등 전반적인 사업에 대한 의사결정을 한다.
② [×] 전술적 기획을 한다.
⇨ 중간관리자는 전술적 기획을 한다.
③ [×] 주로 상향적인 의사소통을 한다.
⇨ 일선관리자는 주로 상향적인 의사소통을 한다.
④ [×] 단위 부서의 매일의 일상적인 요구에 중점을 둔다.
⇨ 일선관리자는 단위 부서의 매일의 일상적인 요구에 중점을 둔다.

03 상대가치수가제 　　　　정답 ②

① [×] 포괄수가제의 단점을 보완하기 위하여 도입되었다.
⇨ 신포괄수가제는 포괄수가제의 단점을 보완하기 위하여 도입되었다.
❷ [O] 상대가치점수의 기본구조에는 업무적 상대가치, 진료비용 상대가치, 위험도 상대가치가 있다.
⇨ 상대가치수가제에 대하여 옳은 내용이다.
③ [×] 건강보험수가는 포괄점수와 점당 가격으로 곱하여 결정된다.
⇨ 건강보험수가는 행위별 점수와 점당 가격으로 곱하여 결정된다.
④ [×] 환산지수는 국민건강보험공단 이사장이 1년마다 결정한다.
⇨ 환산지수는 국민건강보험공단 이사장과 의료계 대표가 만나서 1년마다 결정한다.

04 보건기획의 특성 　　　　정답 ③

① [O] 미래지향적이다.
⇨ 미래지향적인 것은 얼마나 미래를 잘 예측하고 통제하는지를 말한다.
② [O] 목표지향적이며 의도적이다.
⇨ 기획은 이미 수립된 목표를 달성하기 위한 구체적인 방법을 제시하는 활동이다.
❸ [×] 추상적이며 수동적인 의사결정을 한다.
⇨ 구체적인 방법을 제시하고 능동적 행동을 유도하며, 위기를 피하도록 도와주고, 의사결정의 유연성을 제공한다.
④ [O] 목표를 달성하기 위한 최적의 수단을 제시한다.
⇨ 기획은 목표에 도달하기 위해 최적의 수단을 계획적으로 제시하는 것이다.

| **05** | 갈등해결의 전략 | 정답 ③ |

① [×] 지위권력으로 다수를 제압한다.
⇨ 강압은 상대방을 압도함으로써 자신의 관심사를 충족시키고 (win – lose), 지위권력으로 다수를 제압한다.
② [×] 타협과 중립적 제3집단에 의해 조정된다.
⇨ 회피는 직면한 문제를 피하여 갈등현장을 떠남으로써 자신과 상대방의 관심사를 모두 무시한다(lose – lose).
❸ [○] 의사결정에 대한 통합적 접근과 합의를 강조한다.
⇨ 협력은 자신과 상대의 관심사를 모두 만족시키려는 쌍방승리유형(win – win)으로 의사결정에 대한 통합적 접근과 합의를 강조한다.
④ [×] 평등하게 나누고 뇌물을 사용한다.
⇨ 수용은 상대방의 관심사를 충족시키기 위해 자신의 관심사를 양보하는 것(lose – win)으로 다음 논제에 대해 사회적 신용을 얻을 필요가 있을 때 사용한다.

| **06** | 평가방법 | 정답 ④ |

❹ [×] 정책기획의 하위기획이며 구체적·세부적·사업적 성격을 가지고 있다.
⇨ 운영기획의 특징이다. 운영기획은 우리나라 정부부처의 주요 업무계획, 주요 업무시행계획 등을 들 수 있다.

| **07** | 의사소통유형 | 정답 ① |

❶ [○] 사슬형
⇨ 사슬형은 공식적·수직적인 명령계통으로, 위아래로만 의사소통이 이루어지는 형태이다. 사슬형에서는 문제를 신속하고 정확하게 전달한다.
② [×] Y형
⇨ Y형에서는 특정 리더는 없지만, 비교적 집단을 대표하는 인물 또는 의사소통 조정자가 있다.
③ [×] 수레바퀴형
⇨ 수레바퀴형은 의사소통의 속도가 빠르고 단순문제 해결 시 효율적이고 효과적이다.
④ [×] 완전연결형
⇨ 완전연결형은 구성원 전체가 서로의 의견이나 정부를 자유의지에 따라 교환한다.

| **08** | 인사고과평가 방법 | 정답 ③ |

① [×] 자기평가
⇨ 자기평가는 자기 스스로 평가하는 방법으로 업무수행을 개선하도록 자극하기 위해 관리층의 고과 시 보충적으로 사용한다.
② [×] 동료평가
⇨ 동료평가는 직장의 동일계층의 동료가 서로 평가하는 것이다.

❸ [○] 다면평가
⇨ 다면평가는 복수의 사람(상사, 부하, 동료, 고객 등)에 의해 다양하게 이루어지는 평가이다. 주변의 여러 사람이 평가하여 그 결과를 당사자에게 피드백해 줌으로써 자기반성과 개발의 기회와 동기부여의 역할을 한다.
④ [×] 상위자의 고과평가
⇨ 상위자의 고과평가는 인사과에서 흔히 행하는 방법으로 상위자가 하위자를 평가하는 것이다.

| **09** | 서치만의 보건평가 5가지 항목 | 정답 ② |

서치만의 보건평가 항목 5가지는 업무·노력 평가, 성과 평가, 성과의 충족량 평가(적절성 평가), 효율성 평가, 업무진행과정 평가(과정평가)이다.
① [○] 성과 평가
⇨ 투입된 노력의 결과로 나타나는 측정된 효과를 의미한다.
❷ [×] 안정성 평가
⇨ 안정성 평가 항목은 없다.
③ [○] 성과의 충족량 평가
⇨ 적절성을 평가하는 것으로 효과 있는 사업 활동이 얼마나 수요를 충족했는가를 보는 것이다.
④ [○] 업무량 · 노력 평가
⇨ 사업 활동량 및 질을 포함하는 투입에너지와 투입량을 의미하는 것이다.

| **10** | 의사소통유형 | 정답 ② |

① [×] 사전협조제도
⇨ 수평적 의사소통에는 사전협조제도가 있다.
❷ [○] 내부결재
⇨ 하의상달식 의사소통은 조직의 공식 경로를 통해서 메시지가 하위에서 상위로 전달되는 것으로 제안, 여론조사, 회의, 면담, 상담, 품의제도, 면접, 보고, 결재제도 등이다.
③ [×] 지시
⇨ 상의하달식 의사소통은 메시지가 조직의 상위층에서 하위계층으로 전달되는 것으로 업무 지시, 규칙, 편람, 게시판, 구내방송, 직무기술서, 회의, 명령 등이 있다.
④ [×] 감독
⇨ 감독은 상의하달식 의사소통의 예시이다.

| **11** | 정률부담(Co – Insurance) | 정답 ④ |

① [×] 정액부담(Co – Payment)
⇨ 이용자가 의료를 이용하는 시점에 일정한 액수를 부담하고 그 이상의 의료비만 건강보험 급여의 대상으로 하는 방식이다.

② [×] 본인부담정액제(Deductibles)
⇨ 민간보험에서 많이 사용하는 공제(控除)방식으로, 일정액 이하의 진료비는 이용자가 모두 부담하고 일정액을 넘어서는 비용에 대해서만 보험자가 부담하는 방식이다.
③ [×] 급여 상한제(Limit)
⇨ 건강보장에서 지불하는 비용의 총액을 정해두고, 이 총액을 넘는 경우 이용자가 비용을 부담하는 방식이다.
❹ [○] 정률부담(Co-Insurance)
⇨ 이용자가 진료비 총액 중 일정 비율을 부담하는 것이다. 보험자가 의료비의 일정 비율만 지불하고 나머지 부분은 본인이 부담하는 방식이다.

12 　비용-편익분 평가 기준　　　　정답 ④

❹ [×] 질보정생존연수
⇨ 비용-효용은 건강에 대한 개인의 선호도를 나타내며, 일반적으로 질보정생존연수(QALYs; Quality Adjusted Life Years)로 측정한다.

13 　매슬로우(Maslow)의 욕구단계이론　　정답 ②

① [×] 책임감 부여
⇨ 존경의 욕구는 타인으로부터의 존경, 자아존중, 타인에 대한 지배욕구, 리더가 되고자 하는 욕구이다. 이를 충족시키기 위한 방법으로는 포상, 상위직으로의 승진, 타인의 인정, 책임감 부여, 중요한 업무 부여가 있다.
❷ [○] 창의성 개발
⇨ 자아실현의 욕구를 충족시키기 위해 창의성을 개발하도록 할 수 있다.
③ [×] 포상과 승진 유도
⇨ 존경의 욕구는 타인으로부터의 존경, 자아존중, 타인에 대한 지배욕구, 리더가 되고자 하는 욕구이다. 이를 충족시키기 위한 방법으로는 포상, 상위직으로의 승진, 타인의 인정, 책임감 부여, 중요한 업무 부여가 있다.
④ [×] 생계보장수단 적용
⇨ 생리적 욕구에는 생계보장수단을 적용한 생존을 위한 의식주 욕구와 성욕, 호흡 등의 신체적 욕구가 있다.

14 　사회·생태학적 모형에 따른 지역사회 요인　정답 ④

① [×] 태도
⇨ 개인적 차원의 전략으로 건강 관련 행동에 영향을 미치는 개인의 지식, 믿음, 태도 등이 있다.
② [×] 동료
⇨ 개인 간 요인 전략으로 가족, 친구, 직장동료, 이웃 등이 있다.

③ [×] 규제
⇨ 정책적 전략은 환경을 구성하는 요소로 개인의 행동에 영향을 주는 법, 정책, 규제, 로비 등이 속한다.
❹ [○] 사회마케팅
⇨ 지역사회 차원의 전략으로 건강박람회나 걷기대회 등의 이벤트를 하거나, 어떤 소식이나 정보를 알리는 홍보활동, 사회마케팅, 환경 개선 및 지역사회 규범 개선, 지역사회 개발이 해당된다.

15 　보건기획의 원칙　　　　　　정답 ①

❶ [○] 안정성의 원칙
⇨ 안정성의 원칙은 안정된 기획일수록 효과적이고 경제적인 보건기획을 할 수 있기 때문에 정확한 예측을 바탕으로 목표와 계획을 수립한다. 빈번한 보건기획의 수정 기획은 기획자체를 불안정하게 하여 무의미한 목표를 달성할 수 있으니 피해야 한다.
② [×] 간결성의 원칙
⇨ 간결성의 원칙은 목표와 계획은 이해하기 쉬운 용어를 사용하여 간결하고 명료하게 표현한다.
③ [×] 경제성의 원칙
⇨ 경제성의 원칙은 최소의 비용으로 최대의 효과를 산출하도록 자원을 경제적으로 활용하는 예산을 수립한다.
④ [×] 표준화의 원칙
⇨ 표준화의 원칙은 대상이 되는 예산, 서비스, 사업방법 등의 표준화를 통해 보건기획을 용이하게 수립해야 한다는 것이다.

16 　생애주기별 암 검진　　　　정답 ③

① [×] 위암 - 만 50세
⇨ 위암 검진은 만 40세에 실시한다.
② [×] 자궁경부암 - 만 30세(여자)
⇨ 자궁경부암 검진은 만 20세(여자)에 실시한다.
❸ [○] 대장암 - 만 50세
⇨ 대장암 검진은 만 50세에 실시한다.
④ [×] 유방암 - 만 50세(여자)
⇨ 유방암 검진은 만40세(여자)에 실시한다.

17 　정책결정 모형: 최적모형　　　정답 ③

① [×] 합리모형
⇨ 합리모형은 의사결정자들은 관련된 모든 대안들을 탐색할 수 있고, 그 대안들에 대한 모든 정보를 고려하고 분석·예측하여 최선의 대안을 선택한다는 것을 전제로 한 이론모형이다. 의사결정자의 전지전능성의 가정을 전제로 한다.

② [×] 점증모형
⇨ 점증모형은 목표달성을 위해 여러 대안을 평가하여 최적의 것을 선택하는 방법과는 달리, 기존의 정책이나 결정을 일단 긍정적으로 검토하고 그것보다 약간 향상된 대안에 대해서만 부분적·순차적으로 탐색하여 의사결정을 하는 현실적·실증적 접근법에 의한 모형(Lindblom & Wildavsky)이다.

❸ [○] 최적모형
⇨ 최적모형은 선례 없는 비정형적 의사결정을 하는 경우 합리성 및 경제성을 고려하는 것 외에도 불가피하게 적극적 요인으로 초합리적 요인, 직관·판단·창의와 잠재의식이 개입하게 됨을 중시하는 모형이다. 제한된 자원, 불확실한 지식 및 정보의 결여 등이 의사결정과정에서 합리성을 제약하므로 초합리성의 개입은 불가피하다.

④ [×] 만족모형
⇨ 만족모형은 현실적으로 완전한 합리성이란 존재하지 않는다 (제한된 합리성 추구).

18 장기요양등급 판정항목 　　　정답 ②

① [○] 신체기능영역
⇨ 신체기능영역에는 옷 벗고 입기, 세수하기, 양치질하기, 목욕하기, 식사하기, 체위 변경하기, 일어나 앉기, 옮겨 앉기, 방 밖으로 나오기, 화장실 사용하기, 대변 조절하기, 소변 조절하기로 기본적 일상생활 기능의 12항목이 있다.

❷ [×] 가족기능영역
⇨ 가족기능영역은 해당이 없다.

③ [○] 간호처치영역
⇨ 간호처치영역은 기관지 절개관 간호, 흡인, 산소요법, 욕창간호, 경관 영양, 암성통증간호, 도뇨관리, 장루간호, 투석간호로 9개 항목이다.

④ [○] 재활영역
⇨ 재활영역은 운동장애(4항목), 관절제한(6항목)이다.

19 건강보험심사평가원 　　　정답 ①

❶ [○] 요양급여의 적정성 평가
⇨ 「국민건강보험법」 제63조 제1항에 따른 건강보험심사평가원 기능 중 하나이다.

📄 **건강보험심사평가원과 국민건강보험공단**

1. 건강보험심사평가원 「국민건강보험법」 제63조 제1항
• 요양급여비용의 심사
• 요양급여의 적정성 평가
• 심사 기준 및 평가 기준의 개발
• 심사 및 적정성 평가와 관련된 조사연구 및 국제협력
• 다른 법률에 따라 지급되는 급여비용의 심사 또는 의료의 적정성 평가에 관하여 위탁받은 업무
• 건강보험과 관련하여 보건복지부장관이 필요하다고 인정한 업무
• 그 밖에 보험급여 비용의 심사와 보험급여의 적정성 평가와 관련하여 대통령령으로 정하는 업무

2. 건강보험심사평가원 「국민건강보험법 시행령」 제28조 제1항
• 「국민건강보험법」 제63조 제1항 제7호 관련 대통령령으로 정하는 업무
• 요양급여비용 심사청구와 관련된 소프트웨어의 개발·공급·검사 등 전산관리
• 보건복지부령으로 정하는 기관에서 받은 요양비에 대한 심사
• 요양급여의 적정성 평가 결과의 공개
• 환자 분류체계의 개발·관리
- 업무와 관련된 교육·홍보
3. 국민건강보험공단 「국민건강보험법」 제14조
• 가입자 및 피부양자의 자격관리
• 보험료, 기타 국민건강보험법에 의한 징수금의 부과·징수
• 보험급여의 관리
• 가입자 및 피부양자의 건강의 유지·증진을 위하여 필요한 예방사업
• 보험급여비용의 지급
• 자산의 관리·운영 및 증식사업
• 의료시설의 운영
• 건강보험에 관한 교육훈련 및 홍보
• 건강보험에 관한 조사연구 및 국제협력
• 「국민건강보험법」 또는 다른 법령에 의하여 위탁받은 업무
• 기타 건강보험과 관련하여 보건복지부장관이 필요하다고 인정한 업무

20 국민건강보험법 적용대상 　　　정답 ④

❹ [×] 의료급여 수급권자

「국민건강보험법」 제5조 【적용 대상 등】 ① 국내에 거주하는 국민은 건강보험의 가입자(이하 "가입자"라 한다) 또는 피부양자가 된다. 다만, 다음 각 호의 어느 하나에 해당하는 사람은 제외한다.
  1. 「의료급여법」에 따라 의료급여를 받는 사람(이하 "수급권자"라 한다)
  2. 「독립유공자예우에 관한 법률」 및 「국가유공자 등 예우 및 지원에 관한 법률」에 따라 의료보호를 받는 사람(이하 "유공자등 의료보호대상자"라 한다). 다만, 다음 각 목의 어느 하나에 해당하는 사람은 가입자 또는 피부양자가 된다.
     가. 유공자등 의료보호대상자 중 건강보험의 적용을 보험자에게 신청한 사람
     나. 건강보험을 적용받고 있던 사람이 유공자등 의료보호대상자로 되었으나 건강보험의 적용배제신청을 보험자에게 하지 아니한 사람
② 제1항의 피부양자는 다음 각 호의 어느 하나에 해당하는 사람 중 직장가입자에게 주로 생계를 의존하는 사람으로서 소득 및 재산이 보건복지부령으로 정하는 기준 이하에 해당하는 사람을 말한다.
  1. 직장가입자의 배우자
  2. 직장가입자의 직계존속(배우자의 직계존속을 포함한다)
  3. 직장가입자의 직계비속(배우자의 직계비속을 포함한다)과 그 배우자
  4. 직장가입자의 형제·자매
③ 제2항에 따른 피부양자 자격의 인정 기준, 취득·상실시기 및 그 밖에 필요한 사항은 보건복지부령으로 정한다.

⊙ 정답 p. 56

01	①	I	06	②	I	11	①	I	16	④	III
02	④	I	07	③	I	12	③	II	17	①	III
03	④	I	08	③	I	13	①	II	18	②	II
04	③	I	09	③	I	14	③	II	19	④	II
05	②	I	10	①	I	15	①	II	20	①	III

⊙ 취약 단원 분석표

단원	맞힌 답의 개수
I	/ 11
II	/ 6
III	/ 3
TOTAL	/ 20

I 보건행정의 이론적 기초 / II 보건행정의 기획과 정책제도 / III 보건행정의 과정

---

01 보건행정 관련 법률 정답 ①

❶ [○] 「보건의료기본법」
⇨ 「보건의료기본법」은 보건의료에 관한 국민의 권리·의무와 국가 및 지방자치단체의 책임을 정하고 보건의료의 수요와 공급에 관한 기본적인 사항을 규정함으로써 보건의료의 발전과 국민의 보건 및 복지의 증진에 이바지하는 것을 목적으로 한다. 또한 기본이념으로 보건의료를 통하여 모든 국민이 인간으로서의 존엄과 가치를 가지며 행복을 추구할 수 있도록 하고 국민 개개인이 건강한 삶을 영위할 수 있도록 제도와 여건을 조성하며, 보건의료의 형평과 효율이 조화를 이룰 수 있도록 함으로써 국민의 삶의 질을 향상시키는 것을 기본이념으로 한다.
② [×] 「지역보건법」
⇨ 「지역보건법」은 보건소 등 지역보건의료기관의 설치·운영에 관한 사항과 보건의료 관련기관·단체와의 연계·협력을 통하여 지역보건의료기관의 기능을 효과적으로 수행하는 데 필요한 사항을 규정함으로써 지역보건의료정책을 효율적으로 추진하여 지역주민의 건강 증진에 이바지함을 목적으로 한다.
③ [×] 「공공의료에 관한 법률」
⇨ 「공공의료에 관한 법률」은 공공보건의료의 기본적인 사항을 정하여 국민에게 양질의 공공보건의료를 효과적으로 제공함으로써 국민보건의 향상에 이바지함을 목적으로 한다
④ [×] 「농어촌 등 보건의료를 위한 특별조치법」
⇨ 「농어촌 등 보건의료를 위한 특별조치법」은 농어촌 등 보건의료 취약지역의 주민 등에게 보건의료를 효율적으로 제공함으로써 국민이 고르게 의료혜택을 받게 하고 국민의 보건을 향상시키는 데에 이바지함을 목적으로 한다.

---

02 지역보건의료계획 정답 ④

① [×] 시·도와 시·군·구에서 5년마다 계획을 수립한다.
⇨ 지역보건의료계획을 4년마다 수립한다.

② [×] 보건복지부장관은 계획 시행에 필요한 경우 보건의료 관련기관에 인력·기술 및 재정을 지원한다.
⇨ 시·도지사 또는 시장·군수·구청장은 지역보건의료계획을 시행하는 데에 필요하다고 인정하는 경우에는 보건의료 관련기관·단체 등에 인력·기술 및 재정 지원을 할 수 있다.
③ [×] 보건복지부에서 심의를 받은 뒤 지방자치단체 의회에 보고하고 재심의를 받는다.
⇨ 지역보건의료계획을 시행한 때에는 보건복지부장관은 특별자치시·특별자치도 또는 시·도의 지역보건의료계획의 시행결과를, 시·도지사는 시·군·구(특별자치시·특별자치도는 제외한다)의 지역보건의료계획의 시행 결과를 대통령령으로 정하는 바에 따라 각각 평가할 수 있다.
❹ [○] 시·도지사가 수립하는 계획은 의료기관 병상의 수요·공급에 관한 사항을 포함하여야 한다.
⇨ 시·도 지사는 다음과 같은 내용을 계획의 세부내용으로 포함한다.

> 1. 지역보건의료계획의 달성 목표
> 2. 지역현황과 전망
> 3. 지역보건의료기관과 보건의료 관련기관·단체 간의 기능 분담 및 발전 방향
> 4. 법 제11조에 따른 보건소의 기능 및 업무의 추진계획과 추진현황
> 5. 지역보건의료기관의 인력·시설 등 자원 확충 및 정비 계획
> 6. 취약계층의 건강관리 및 지역주민의 건강 상태 격차 해소를 위한 추진계획
> 7. 지역보건의료와 사회복지사업 사이의 연계성 확보 계획
> 8. 의료기관의 병상(病床)의 수요·공급
> 9. 정신질환 등의 치료를 위한 전문치료시설의 수요·공급
> 10. 특별자치시·특별자치도·시·군·구(구는 자치구를 말하며, 이하 "시·군·구"라 한다) 지역보건의료기관의 설치·운영 지원
> 11. 시·군·구 지역보건의료기관 인력의 교육훈련
> 12. 지역보건의료기관과 보건의료 관련기관·단체 간의 협력·연계
> 13. 그 밖에 시·도지사 및 특별자치시장·특별자치도지사가 지역보건의료계획을 수립함에 있어서 필요하다고 인정하는 사항

03 보건의료인력 정답 ④

❹ [×] 체육보건지도사

「보건의료인력지원법」제2조【정의】이 법에서 사용하는 용어의 뜻은 다음과 같다.
3. "보건의료인력"이란 다음 각 목의 면허·자격 등을 취득한 사람을 말한다.
  가. 「의료법」에 따른 의료인 및 간호조무사
  나. 「약사법」에 따른 약사 및 한약사
  다. 「의료기사 등에 관한 법률」에 따른 의료기사, 보건의료정보관리사 및 안경사
  라. 「응급의료에 관한 법률」에 따른 응급구조사
  마. 「국민영양관리법」에 따른 영양사 등 보건의료 관계 법령에서 정하는 바에 따라 면허·자격 등을 취득한 사람으로서 대통령령으로 정하는 사람
4. "보건의료기관 종사자"란 제3호의 보건의료인력 외의 사람으로서 보건의료기관에서 보건의료서비스 외의 업무에 종사하는 사람을 말한다.

「보건의료인력지원법 시행령」제2조【보건의료인력】「보건의료인력지원법」(이하 "법"이라 한다) 제2조 제3호 마목에서 "대통령령으로 정하는 사람"이란 다음 각 호의 면허 또는 자격을 취득한 사람을 말한다.
1. 「국민영양관리법」에 따른 영양사
2. 「공중위생관리법」에 따른 위생사
3. 「국민건강증진법」에 따른 보건교육사

04 보건의료인력의 면허 정답 ③

보건의료인력의 면허를 신고해야 하는 것은 ㄱ, ㄴ, ㄷ, ㄹ이다.
ㄱ. [○] 약사
ㄴ. [○] 의무기록사
ㄷ. [○] 영양사
ㄹ. [○] 간호사
ㅁ. [×] 수의사

05 「의료법」 정답 ②

❷ [×] 의원

「의료법」제3조【의료기관】① 이 법에서 "의료기관"이란 의료인이 공중(公衆) 또는 특정 다수인을 위하여 의료·조산의 업(이하 "의료업"이라 한다)을 하는 곳을 말한다.
1. 의원급 의료기관: 의사, 치과의사 또는 한의사가 주로 외래환자를 대상으로 각각 그 의료행위를 하는 의료기관으로서 그 종류는 다음 각 목과 같다.
  가. 의원
  나. 치과의원
  다. 한의원
2. 조산원: 조산사가 조산과 임산부 및 신생아를 대상으로 보건활동과 교육·상담을 하는 의료기관을 말한다.

3. 병원급 의료기관: 의사, 치과의사 또는 한의사가 주로 입원환자를 대상으로 의료행위를 하는 의료기관으로서 그 종류는 다음 각 목과 같다.
  가. 병원
  나. 치과병원
  다. 한방병원
  라. 요양병원(「장애인복지법」제58조 제1항 제4호에 따른 의료재활시설로서 제3조의2의 요건을 갖춘 의료기관을 포함한다. 이하 같다)
  마. 정신병원
  바. 종합병원

06 병원의 개설 정답 ②

❷ [○] 시·도지사에게 허가를 받아야 한다.

「의료법」제25조【신고】① 의료인은 대통령령으로 정하는 바에 따라 최초로 면허를 받은 후부터 3년마다 그 실태와 취업상황 등을 보건복지부장관에게 신고하여야 한다.
② 보건복지부장관은 제30조 제3항의 보수교육을 이수하지 아니한 의료인에 대하여 제1항에 따른 신고를 반려할 수 있다.
제33조【개설 등】③ 제2항에 따라 의원·치과의원·한의원 또는 조산원을 개설하려는 자는 보건복지부령으로 정하는 바에 따라 시장·군수·구청장에게 신고하여야 한다.
④ 제2항에 따라 종합병원·병원·치과병원·한방병원·요양병원 또는 정신병원을 개설하려면 제33조의2에 따른 시·도 의료기관개설위원회의 심의를 거쳐 보건복지부령으로 정하는 바에 따라 시·도지사의 허가를 받아야 한다. 이 경우 시·도지사는 개설하려는 의료기관이 다음 각 호의 어느 하나에 해당하는 경우에는 개설허가를 할 수 없다.

07 진료기록부 등의 보존 정답 ③

❸ [×] 진료에 관한 기록을 보존하는 경우에는 필름촬영책임자가 필름의 표지에 촬영 일시와 본인의 성명만 적어서 보관한다.

「의료법 시행규칙」제15조【진료기록부 등의 보존】① 의료인이나 의료기관 개설자는 법 제22조 제2항에 따른 진료기록부 등을 다음 각 호에 정하는 기간 동안 보존하여야 한다. 다만, 계속적인 진료를 위하여 필요한 경우에는 1회에 한정하여 다음 각 호에 정하는 기간의 범위에서 그 기간을 연장하여 보존할 수 있다.
1. 환자 명부: 5년
2. 진료기록부: 10년
3. 처방전: 2년
4. 수술기록: 10년
5. 검사내용 및 검사소견기록: 5년
6. 방사선 사진(영상물을 포함한다) 및 그 소견서: 5년
7. 간호기록부: 5년
8. 조산기록부: 5년
9. 진단서 등의 부본(진단서·사망진단서 및 시체검안서 등을 따로 구분하여 보존할 것): 3년

② 제1항의 진료에 관한 기록은 마이크로필름이나 광디스크 등(이하 이 조에서 "필름"이라 한다)에 원본대로 수록하여 보존할 수 있다.
③ 제2항에 따른 방법으로 진료에 관한 기록을 보존하는 경우에는 필름촬영책임자가 필름의 표지에 촬영 일시와 본인의 성명을 적고, 서명 또는 날인하여야 한다.

08   보건의료시설   정답 ③

❸ [○] 보건진료소
   ⇨ 「농어촌 등 보건의료를 위한 특별조치법」 제2조에 따라 "보건진료소"란 의사가 배치되어 있지 아니하고 계속하여 의사를 배치하기 어려울 것으로 예상되는 의료 취약지역에서 보건진료전담공무원으로 하여금 의료행위를 하게 하기 위하여 시장·군수가 설치·운영하는 보건의료시설을 말한다.

09   공중보건의사의 배치   정답 ②

❷ [×] 공중보건의사의 의무복무기간은 2년이다.
   ⇨ 2년이 아니라 3년으로 한다.

「농어촌 등 보건의료를 위한 특별조치법」 제5조의2 【공중보건의사의 배치기관 및 배치시설】 ① 제5조 제1항 및 제2항에 따라 보건복지부장관 또는 시·도지사가 공중보건의사를 배치할 수 있는 기관 또는 시설은 다음 각 호와 같다.
1. 보건소 또는 보건지소
2. 국가·지방자치단체 또는 공공단체가 설립·운영하는 병원으로서 보건복지부장관이 정하는 병원(이하 이 조에서 "공공병원"이라 한다)
3. 공공보건의료연구기관
4. 공중보건사업의 위탁사업을 수행하는 기관 또는 단체
5. 보건의료정책을 수행할 때에 공중보건의사의 배치가 필요한 기관 또는 시설로 대통령령으로 정하는 기관 또는 시설
② 제1항에 따른 보건소 및 공공병원은 특별시·광역시(광역시의 관할구역에 있는 군 지역은 제외한다) 외의 지역에 있는 기관 및 시설로 한정한다.

제7조 【의무복무기간】 ① 공중보건의사의 의무복무기간은 「병역법」 제55조에 따라 받는 교육소집기간 외에 3년으로 한다.
② 제1항에 따른 의무복무기간을 마친 공중보건의사에 대하여는 「병역법」 제34조 제2항에 따라 사회복무요원 복무를 마친 것으로 본다.
③ 보건복지부장관은 제1항에 따른 의무복무기간을 마친 공중보건의사의 명단을 병무청장에게 통보하여야 한다.

제9조 【공중보건의사의 복무】 ① 공중보건의사는 의무복무기간 동안 공중보건업무에 성실히 종사하여야 하며, 제5조 제1항에 따라 부여받은 공중보건업무 외의 업무에 종사하여서는 아니 된다.
② 보건복지부장관은 공중보건의사가 제8조 제1항 및 제2항에 따른 명령을 위반하여 의무복무기간 중 통틀어 7일 이내의 기간 동안 직장을 이탈하거나 근무지역을 이탈하였을 때에는 그 이탈일수의 5배의 기간을 연장하여 근무할 것을 명할 수 있다.
③ 보건복지부장관은 공중보건의사가 제1항을 위반하여 공중보건업무 외의 업무에 종사하였을 때에는 그 업무에 종사한 일수의 5배의 기간을 연장하여 근무할 것을 명할 수 있다.

④ 보건복지부장관은 공중보건의사가 장기입원 또는 요양 등 직무 외의 사유로 1개월 이상 근무하지 못한 경우에는 그 기간만큼 연장하여 근무할 것을 명할 수 있다.
⑤ 보건복지부장관은 제2항부터 제4항까지의 규정에 따라 의무복무기간 연장을 명할 때에는 미리 상대방에게 의견을 진술할 기회를 주어야 한다.
⑥ 공중보건의사가 제2항부터 제4항까지의 규정에 따라 보건복지부장관의 근무기간 연장 명령을 받은 경우에는 채용계약 기간이 연장된 것으로 본다.
⑦ 공중보건의사가 「병역법」 제35조 제2항 및 제4항에 따라 편입이 취소되거나 제12조 제1항에 따라 전공의(專攻醫) 수련이 허가된 경우에는 채용계약이 해지된 것으로 본다.
⑧ 공중보건의사의 복무에 관하여는 이 법에서 규정한 사항을 제외하고는 「국가공무원법」에 따른다.

10   보건진료전담공무원   정답 ①

❶ [×] 응급수술
   ⇨ 보건진료전담공무원은 응급처치를 할 수는 있으나, 응급수술은 할 수 없다.

「농어촌 등 보건의료를 위한 특별조치법 시행령」 제14조 【보건진료전담공무원의 업무】 ① 법 제19조에 따른 보건진료전담공무원의 의료행위의 범위는 다음 각 호와 같다.
1. 질병·부상상태를 판별하기 위한 진찰·검사
2. 환자의 이송
3. 외상 등 흔히 볼 수 있는 환자의 치료 및 응급조치가 필요한 환자에 대한 응급처치
4. 질병·부상의 악화 방지를 위한 처치
5. 만성병 환자의 요양지도 및 관리
6. 정상분만 시의 분만 도움
7. 예방접종
8. 제1호부터 제7호까지의 의료행위에 따르는 의약품의 투여
② 보건진료전담공무원은 제1항 각 호의 의료행위 외에 다음 각 호의 업무를 수행한다.
1. 환경위생 및 영양개선에 관한 업무
2. 질병예방에 관한 업무
3. 모자보건에 관한 업무
4. 주민의 건강에 관한 업무를 담당하는 사람에 대한 교육 및 지도에 관한 업무
5. 그 밖에 주민의 건강증진에 관한 업무
③ 보건진료전담공무원은 제1항에 따른 의료행위를 할 때에는 보건복지부장관이 정하는 환자 진료지침에 따라야 한다.

11   의료기관 인증기준   정답 ①

❶ [×] 모든 의료진의 만족도
   ⇨ 의료진이 아니라 환자의 만족도이다.

「의료법」 제58조의3 【의료기관 인증기준 및 방법 등】 ① 의료기관 인증기준은 다음 각 호의 사항을 포함하여야 한다.
1. 환자의 권리와 안전
2. 의료기관의 의료서비스 질 향상 활동
3. 의료서비스의 제공과정 및 성과
4. 의료기관의 조직·인력관리 및 운영
5. 환자 만족도
② 인증등급은 인증, 조건부인증 및 불인증으로 구분한다.
③ 인증의 유효기간은 4년으로 한다. 다만, 조건부인증의 경우에는 유효기간을 1년으로 한다.
④ 조건부인증을 받은 의료기관의 장은 유효기간 내에 보건복지부령으로 정하는 바에 따라 재인증을 받아야 한다.
⑤ 제1항에 따른 인증기준의 세부 내용은 보건복지부장관이 정한다.

12　보건행정 관련 법　　정답 ③

❸ [O] 「국민건강보험법」

「국민건강보험법」 제1조 【목적】 이 법은 국민의 질병·부상에 대한 예방·진단·치료·재활과 출산·사망 및 건강증진에 대하여 보험급여를 실시함으로써 국민보건 향상과 사회보장 증진에 이바지함을 목적으로 한다.
제2조 【관장】 이 법에 따른 건강보험사업은 보건복지부장관이 맡아 주관한다.

13　국민건강보험공단의 업무　　정답 ①

❶ [×] 심사기준 및 평가기준의 개발

「국민건강보험법」 제14조 【업무 등】 ① 공단은 다음 각 호의 업무를 관장한다.
1. 가입자 및 피부양자의 자격 관리
2. 보험료와 그 밖에 이 법에 따른 징수금의 부과·징수
3. 보험급여의 관리
4. 가입자 및 피부양자의 질병의 조기발견·예방 및 건강관리를 위하여 요양급여 실시 현황과 건강검진 결과 등을 활용하여 실시하는 예방사업으로서 대통령령으로 정하는 사업
5. 보험급여 비용의 지급
6. 자산의 관리·운영 및 증식사업
7. 의료시설의 운영
8. 건강보험에 관한 교육훈련 및 홍보
9. 건강보험에 관한 조사연구 및 국제협력
10. 이 법에서 공단의 업무로 정하고 있는 사항
11. 「국민연금법」, 「고용보험 및 산업재해보상보험의 보험료징수 등에 관한 법률」, 「임금채권보장법」 및 「석면피해구제법」(이하 "징수위탁근거법"이라 한다)에 따라 위탁받은 업무
12. 그 밖에 이 법 또는 다른 법령에 따라 위탁받은 업무
13. 그 밖에 건강보험과 관련하여 보건복지부장관이 필요하다고 인정한 업무
② 제1항 제6호에 따른 자산의 관리·운영 및 증식사업은 안정성과 수익성을 고려하여 다음 각 호의 방법에 따라야 한다.

1. 체신관서 또는 「은행법」에 따른 은행에의 예입 또는 신탁
2. 국가·지방자치단체 또는 「은행법」에 따른 은행이 직접 발행하거나 채무이행을 보증하는 유가증권의 매입
3. 특별법에 따라 설립된 법인이 발행하는 유가증권의 매입
4. 「자본시장과 금융투자업에 관한 법률」에 따른 신탁업자가 발행하거나 같은 법에 따른 집합투자업자가 발행하는 수익증권의 매입
5. 공단의 업무에 사용되는 부동산의 취득 및 일부 임대
6. 그 밖에 공단 자산의 증식을 위하여 대통령령으로 정하는 사업
③ 공단은 특정인을 위하여 업무를 제공하거나 공단 시설을 이용하게 할 경우 공단의 정관으로 정하는 바에 따라 그 업무의 제공 또는 시설의 이용에 대한 수수료와 사용료를 징수할 수 있다.
④ 공단은 「공공기관의 정보공개에 관한 법률」에 따라 건강보험과 관련하여 보유·관리하고 있는 정보를 공개한다.

제63조 【업무 등】 ① 심사평가원은 다음 각 호의 업무를 관장한다.
1. 요양급여비용의 심사
2. 요양급여의 적정성 평가
3. 심사기준 및 평가기준의 개발
4. 제1호부터 제3호까지의 규정에 따른 업무와 관련된 조사연구 및 국제협력
5. 다른 법률에 따라 지급되는 급여비용의 심사 또는 의료의 적정성 평가에 관하여 위탁받은 업무
6. 건강보험과 관련하여 보건복지부장관이 필요하다고 인정한 업무
7. 그 밖에 보험급여 비용의 심사와 보험급여의 적정성 평가와 관련하여 대통령령으로 정하는 업무
② 제1항 제2호 및 제7호에 따른 요양급여 등의 적정성 평가의 기준·절차·방법 등에 필요한 사항은 보건복지부장관이 정하여 고시한다.

14　보험료의 부담　　정답 ③

❸ [×] 직장가입자의 소득월액보험료는 사용자가 부담한다.
　⇨ 사용자가 아니라 직장가입자가 부담한다.

「국민건강보험법」 제76조 【보험료의 부담】 ① 직장가입자의 보수월액보험료는 직장가입자와 다음 각 호의 구분에 따른 자가 각각 보험료액의 100분의 50씩 부담한다. 다만, 직장가입자가 교직원으로서 사립학교에 근무하는 교원이면 보험료액은 그 직장가입자가 100분의 50을, 제3조 제2호 다목에 해당하는 사용자가 100분의 30을, 국가가 100분의 20을 각각 부담한다.
1. 직장가입자가 근로자인 경우에는 제3조제2호가목에 해당하는 사업주
2. 직장가입자가 공무원인 경우에는 그 공무원이 소속되어 있는 국가 또는 지방자치단체
3. 직장가입자가 교직원(사립학교에 근무하는 교원은 제외한다)인 경우에는 제3조 제2호다목에 해당하는 사용자
② 직장가입자의 소득월액보험료는 직장가입자가 부담한다.
③ 지역가입자의 보험료는 그 가입자가 속한 세대의 지역가입자 전원이 연대하여 부담한다.
④ 직장가입자가 교직원인 경우 제3조 제2호 다목에 해당하는 사용자가 부담액 전부를 부담할 수 없으면 그 부족액을 학교에 속하는 회계에서 부담하게 할 수 있다.

📄 **보수월액보험료의 부담**

- 근로자 50% + 사업주 50%
- 공무원 50% + 국가·지방자치단체 50%
- 국공립학교 교직원 50% + 국가·지방자치단체 50%
- 사립학교 직원 50% + 학교설립 운영자 50%
- 사립학교 교원 50% + 학교설립 운영자 30% + 국가 20%

---

15 건강검진 실시대상 및 종류   정답 ①

❶ [×] 사무직은 1년에 1회 건강검진을 실시한다.
   ⇨ 2년마다 1회 건강검진을 실시한다.

「국민건강보험법」 제52조【건강검진】① 공단은 가입자와 피부양자에 대하여 질병의 조기 발견과 그에 따른 요양급여를 하기 위하여 건강검진을 실시한다.
  ② 제1항에 따른 건강검진의 종류 및 대상은 다음 각 호와 같다.
  1. 일반건강검진: 직장가입자, 세대주인 지역가입자, 20세 이상인 지역가입자 및 20세 이상인 피부양자
  2. 암검진: 「암관리법」 제11조 제2항에 따른 암의 종류별 검진주기와 연령 기준 등에 해당하는 사람
  3. 영유아건강검진: 6세 미만의 가입자 및 피부양자
  ③ 제1항에 따른 건강검진의 검진항목은 성별, 연령 등의 특성 및 생애 주기에 맞게 설계되어야 한다.
  ④ 제1항에 따른 건강검진의 횟수·절차와 그 밖에 필요한 사항은 대통령령으로 정한다.
「국민건강보험법 시행령」 제25조【건강검진】 법 제52조에 따른 건강검진(이하 "건강검진"이라 한다)은 2년마다 1회 이상 실시하되, 사무직에 종사하지 않는 직장가입자에 대해서는 1년에 1회 실시한다.

---

16 재무제표의 내용   정답 ④

❹ [×] 회계감사표

「의료기관 회계기준 규칙」 제4조【재무제표】① 병원의 재무상태와 운영성과를 나타내기 위하여 작성하여야 하는 재무제표는 다음 각 호와 같다.
  1. 재무상태표
  2. 손익계산서
  3. 기본금변동계산서(병원의 개설자가 개인인 경우를 제외한다)
  4. 현금흐름표
  ② 제1항의 규정에 의한 재무제표의 세부작성방법은 보건복지부장관이 정하여 고시한다.

---

17 예산의 종류   정답 ①

❶ [○] 예비비

「국가재정법」 제22조【예비비】① 정부는 예측할 수 없는 예산 외의 지출 또는 예산초과지출에 충당하기 위하여 일반회계 예산총액의 100분의 1 이내의 금액을 예비비로 세입세출예산에 계상할 수 있다. 다만, 예산총칙 등에 따라 미리 사용목적을 지정해 놓은 예비비는 본문에도 불구하고 별도로 세입세출예산에 계상할 수 있다.
  ② 제1항 단서에도 불구하고 공무원의 보수 인상을 위한 인건비 충당을 위하여는 예비비의 사용목적을 지정할 수 없다.

---

18 「국민건강보험법」의 급여   정답 ②

❷ [○] 부가급여

「국민건강보험법」 제50조【부가급여】 공단은 이 법에서 정한 요양급여 외에 대통령령으로 정하는 바에 따라 임신·출산 진료비, 장제비, 상병수당, 그 밖의 급여를 실시할 수 있다.

---

19 「노인장기요양보험법」   정답 ④

❹ [×] 가족관계증명서
   ⇨ 등급판정위원회에 제출해야 하는 자료는 조사결과서, 신청서, 의사소견서, 그 밖에 심의에 필요한 자료이다.

「노인장기요양보험법」 제15조【등급판정 등】① 공단은 제14조에 따른 조사가 완료된 때 조사결과서, 신청서, 의사소견서, 그 밖에 심의에 필요한 자료를 등급판정위원회에 제출하여야 한다.
  ② 등급판정위원회는 신청인이 제12조의 신청자격요건을 충족하고 6개월 이상 동안 혼자서 일상생활을 수행하기 어렵다고 인정하는 경우 심신상태 및 장기요양이 필요한 정도 등 대통령령으로 정하는 등급판정기준에 따라 수급자로 판정한다.
  ③ 등급판정위원회는 제2항에 따라 심의·판정을 하는 때 신청인과 그 가족, 의사소견서를 발급한 의사 등 관계인의 의견을 들을 수 있다.
  ④ 공단은 장기요양급여를 받고 있거나 받을 수 있는 자가 다음 각 호의 어느 하나에 해당하는 것으로 의심되는 경우에는 제14조 제1항 각 호의 사항을 조사하여 그 결과를 등급판정위원회에 제출하여야 한다.
  1. 거짓이나 그 밖의 부정한 방법으로 장기요양인정을 받은 경우
  2. 고의로 사고를 발생하도록 하거나 본인의 위법행위에 기인하여 장기요양인정을 받은 경우
  ⑤ 등급판정위원회는 제4항에 따라 제출된 조사 결과를 토대로 제2항에 따라 다시 수급자 등급을 조정하고 수급자 여부를 판정할 수 있다.

20 「국가재정법」상 회계구분 정답 ①

❶ [O] 일반회계와 특별회계

> 「국가재정법」 제4조【회계구분】① 국가의 회계는 일반회계와 특별회계로 구분한다.
> ② 일반회계는 조세수입 등을 주요 세입으로 하여 국가의 일반적인 세출에 충당하기 위하여 설치한다.
> ③ 특별회계는 국가에서 특정한 사업을 운영하고자 할 때, 특정한 자금을 보유하여 운용하고자 할 때, 특정한 세입으로 특정한 세출에 충당함으로써 일반회계와 구분하여 회계처리할 필요가 있을 때에 법률로써 설치하되, 별표 1에 규정된 법률에 의하지 아니하고는 이를 설치할 수 없다.

MEMO

공무원 교육 1위* 해커스공무원
모바일 자동 채점 + 성적 분석 서비스

한눈에 보는 서비스 사용법

Step 1.

교재 구입 후 시간 내 문제 풀어보고
교재 내 수록되어 있는 QR코드 인식!

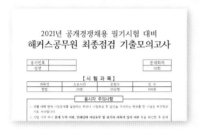

Step 2.

모바일로 접속 후 '지금 채점하기'
버튼 클릭!

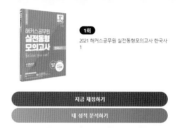

Step 3.

OMR 카드에 적어놓은 답안과 똑같이
모바일 채점 페이지에 입력하기!

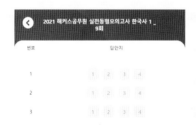

Step 4.

채점 후 내 석차, 문제별 점수, 회차별
성적 추이 확인해보기!

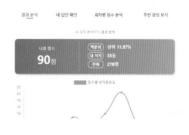

**실시간 성적 분석
결과 확인**

**문제별 정답률 및
틀린 문제 난이도 체크**

**회차별 나의 성적
변화 확인**

* [공무원 교육 1위 해커스공무원] 한경비즈니스 2024 한국품질만족도 교육(온·오프라인 공무원학원) 1위

해커스공무원 gosi.Hackers.com

해커스공무원 **단기 합격생**이 말하는

공무원 합격의 비밀!

해커스공무원과 함께라면
다음 합격의 주인공은 바로 여러분입니다.

대학교 재학 중,
7개월 만에 국가직 합격!

김*석 합격생

영어 단어 암기를 하프모의고사로!

———

하프모의고사의 도움을 많이 얻었습니다. 모의고사의
5일 치 단어를 일주일에 한 번씩 외웠고, 영어 단어
100개씩은 하루에 외우려고 노력했습니다.

가산점 없이
6개월 만에 지방직 합격!

김*영 합격생

국어 고득점 비법은 기출과 오답노트!

———

이론 강의를 두 달간 들으면서 이론을 제대로 잡고 바로
기출문제로 들어갔습니다. 문제를 풀어보고 기출강의를
들으며 틀렸던 부분을 필기하며 머리에 새겼습니다.

직렬 관련학과 전공,
6개월 만에 서울시 합격!

최*숙 합격생

한국사 공부법은 기출문제 통한 복습!

———

한국사는 휘발성이 큰 과목이기 때문에 **반복 복습이
중요하다고 생각**했습니다. 선생님의 강의를 듣고 나서
바로 내용에 해당되는 기출문제를 풀면서 복습
했습니다.
